海外館藏中醫古籍珍善本輯存（第一編）

第三十一册

劉金柱　羅　彬　主編

薛氏醫按（三）

廣陵書社

醫案醫話類

薛氏醫按（三）

〔明〕徐彥純 〔明〕薛鎧 〔明〕薛己 編著

保嬰撮要卷之九

薛氏醫按

吳郡薛鎧集　薛　己驗
江　都　吳中珩校

吐血

經曰清者爲榮濁者爲衛榮行脉中衛行脉外蓋榮者水穀之精氣也和調於五臟灑陳於六腑故能入於脉夫榮者陰血也所主在心統化在脾藏内在肝宣布在肺輸泄在腎灌溉一身滋養百脉諸經由此而生毓焉然血之所統者氣也故曰氣主呴之血主濡之是以氣行則血行氣止則血止陽生陰長夫唱婦隨之道也若氣一傷則變症百出故妄行則吐衄衰涸則虛勞降下則便紅熱陷則溺赤滲於腸胃則爲腸風陰虛陽搏則爲崩漏此皆氣有殄戾之乖而血乃生滲溢之患也然養陰者

可不先知陰陽之道乎小兒患之多因稟賦積熱或食膏粱厚味或乳母七情鬱火所致治法若氣虛血弱當以人參補之陽旺則陰生血也若四物湯者獨能主血分受傷爲氣不虛也若左寸關脉數而無力血虛也四物湯加參术浮而無力氣虛也補中益氣湯尺脉數或無力腎虛也六味地黃丸右寸關脉數而有力者肺胃熱也犀角地黃湯後用四物湯加參苓白术尺脉數而無力陰虛也用六味地黃丸若面黃目澁眵多手麻者脾肺虛也用黃芪芍藥湯

治驗

一小兒年十餘歲鼻衄肝脉弦數肝藏血此肝火血熱而行用小柴胡加山梔龍膽草四劑而血止又用四物芩連會山梔甘草作丸服又以地黃丸滋腎水生肝血而愈

一小兒久鼻衄右顋鼻準微赤此脾胃傳熱於肺而不能統也先用六君桔梗當歸山梔而血止次用人參黃芪散以調補脾肺而愈

一小兒壯熱吐血或兼衄血右顋鼻準赤色乃肺胃積熱用濟生犀角地黃四劑而血並止後因母飲酒復作用清胃散母子服之而愈

一小兒吐血不止鼻準赤色審其乳母有鬱熱用加味歸脾湯加味逍遙散母子並服各數劑血少止又用八珍湯加柴胡牡丹皮而愈

一小兒因母屢恚怒發熱吐血或時衄用加味小柴胡湯之類治其母並愈後其母因勞役兼怒氣致兒患驚搐或用抱龍丸又加吐血尋以加味逍遙散母子並愈厥後乳母仍勞

役發熱此兒即驚搐或吐血或衄血母服補中益氣湯子用犀角地黃湯頓愈

一小兒十歲因傷厚味吐血用濟生犀角地黃湯解食毒清胃熱又用四君牡丹皮升麻調補脾胃而愈惟肢體倦怠兩手作麻用黃芪芍藥湯數劑而安

一小兒吐血因乳母火鬱發熱兩脇作痛後吐血以加味歸脾湯加吳茱萸製黃連治母兒不時飲數匙月餘並愈後母因怒吐血寒熱兒亦吐血先用加味小柴胡湯二劑後用加味逍遙散治其母悉愈

一女子年十四歲因驚寒熱發搐服鎮驚之藥更吐血[illegible]攝空身如炙煩躁不眠飲食不入脈洪大而無倫次按之[illegible]然而空用加減八味丸料二劑諸症悉退脈息按之如絲無

氣以動用人參一兩煎服不應仍用人參一兩附子五分二劑元氣頓復

一女子十三歲因怒吐血咬牙發搐用加味逍遙散加鈎鈎而愈次年出嫁懷抱鬱結胸滿食少吐血面赤此因肝火動而血熱脾氣虛而不能攝血也用六味丸及歸脾湯加山梔貝母而愈

一小兒十四歲發熱吐血屬足三陰虛余謂宜補中益氣滋化源不信仍用寒涼降火前症愈甚或謂曰小兒未有室何腎虛之有參芪補氣奚爲用之余述丹溪先生云腎主閉藏肝主疏泄二臟俱有相火而其系上屬於心心爲君火爲物所感則相火翕然而起雖不交會而其精亦暗耗矣又褚氏云男子精未滿而御女以通其精則五臟有不滿之處異

日有難狀之疾，正此謂也。遂用補中益氣湯及六味地黃丸而痊。

黃芪芍藥湯　治衄多歲，面黃眼澁，多眵，手麻。

黃芪三兩　甘草炙　升麻　葛根

芍藥炒黃，各一兩　羌活半兩

右每三錢，水煎服。

愚按：此手足太陰、陽明藥也。然血虛久則陽亦虛矣，故血不足則麻木，陰虛火動，變症百出，實非風也。此出升陽滋陰例。

人參黃芪散　治虛勞客熱，消瘦倦怠，口燥咽乾，日晡潮[illegible]，煩熱盜汗，胸滿食少，作渴咳唾，時有膿血。

天門冬去心，三兩　半夏　知母炒黃　桑白皮

赤芍藥炒　黃芪炒　紫菀　甘草炙，各半兩

白茯苓　柴胡　秦艽　生地黃

熟地黄　地骨皮各二兩　人參　桔梗各一兩

鱉甲五錢醋炙

右剉散每服三五錢水煎服大人亦得一方有生薑

四物湯方見急驚　加味小柴胡湯

小柴胡湯方見痙症　淸胃散

加味歸脾湯　加味逍遥散

四君子湯　六君子湯五方見内釣

濟生犀角地黄湯方見便　補中益氣湯方見虛羸

八珍湯即四君四物二湯合用也　六味丸方見腎臟

虛羸

仲陽云小兒虛羸因脾胃不和不能乳食使肌體瘦弱或大病後脾氣尚弱不能傳化穀氣所致若冷者時時下利唇口淸白

熱者身溫壯熱肌體微黃更當審其形色察其見証如面赤多啼心之虛羸也面青目劄肝之虛羸也耳前後或耳下結核肝經虛火也頸間肉裏結核食積虛熱也面黃痞滿脾之虛羸也面白氣喘肺之虛羸也目睛多白腎之虛羸也仍審相勝而藥之又寒熱二症不可不辨若腹痛瀉利清白不渴喜熱此屬寒症雖在夏月宜木香丸身熱煩躁瀉利焦黃作渴喜冷此屬熱症雖在冬月宜胡黃連丸皆捨時從症之治法也

治驗

一小兒十三歲面赤驚悸發熱形體羸瘦不時面白噯氣下氣時常停食服保和丸及清熱等藥余曰面赤驚悸心血虛也面白噯氣心火虛也大便下氣脾氣虛也此皆稟心火虛不能生脾土之危症前藥在所當禁者不信又服枳朮丸鎮

驚等藥而諸症益甚大便頻數小腹重墜脫肛痰涎自出日
少余先用六君子湯爲主佐以補心丸月餘飲食少進[illegible]
少止又用補中益氣湯送四神而愈畢姻後病復作陰腫[illegible]
仍冬面白或黧色手足冷喜食胡椒薑物腹中不熱脈浮按
之微細兩尺微甚乃用八味丸元氣復而形氣漸充年至二
十苦畏風寒面目赤色發熱吐痰唇舌赤裂食椒薑之物唇
口即破痰熱愈甚腹中却不熱診其脈或如無或欲絕此寒
氣逼陽於外內真寒而外假熱也仍用八味丸而諸症頓愈
一小兒八歲面常青色或時色赤日間自衄夜睡咬牙二年
餘矣服清肝降火之藥益甚形氣日羸余考績到京求治於
余曰肝主五色入心則赤自入則青蓋肝屬木而生風故肝
氣爲陽爲火肝血爲陰爲水此稟肝腎精血不足虛火內動

陰血益虛而生風風自火出故變面赤目劄等症耳非外風也遂用地黃丸以滋腎水生肝木兩月目劄咬牙悉止又三月許諸症尋愈而元氣亦充矣凡肝經之症若肝木實熱生風而自病或肺金實熱而尅木者宜用清肝降火之劑以瀉其邪氣若肝經風熱而目直等症用柴胡梔子散以清肝火加味四物湯以養肝血若腎虛而咬牙諸症用六君子湯以健脾土六味地黃丸以滋腎水則愈

一小兒脾氣虛弱飲食停滯發熱作渴服瀉黃散不時下痢余先用保和丸二服而愈但不食惡心面青手冷又用六君柴胡升麻四劑面色痿黃食進手溫惟形體羸甚倦怠發熱小腹重墜肛門脫出用補中益氣湯加半夏肉豆蔻二劑而安凡脾胃之症若發熱作渴飲食喜冷或泄瀉色黃睡不露

睛者屬形病俱實宜用瀉黄散疎導之若發熱口乾惡冷或泄瀉色白睡而露睛者屬形病俱虚宜用異功散調補之若脾氣下陷者補中益氣湯寒水侮土者益黄散肝木尅脾者六君加柴胡若目睛微動潮熱抽搐吐瀉不食宜用秘旨保脾湯凡小兒諸病先當調補脾胃使根本堅固則諸病自退非藥所能盡袪也

一小兒五歳形氣虚羸睡中咬牙夜間遺尿日間頻數余以爲稟腎氣不足用補中益氣湯加補骨脂地黄丸加鹿茸以補脾腎而痊畢姻後小便頻數作渴發熱日晡益甚恪服黄栢知母等藥以滋陰降火後患腎瘵臥床年許余因考績北上仍用前藥喜其慎疾半載而痊

一小兒年十一歳面白或赤足軟不能久行用地黄丸加鹿

茸年許而瘥畢姻後兩目羞明兩足仍軟用前丸及補中益氣湯而痊後病復發搯口渴足熱頭顋覺開覩物覺大此腎虛瞳人散大而然也服前藥遠房事則愈因不自保終患腎瘵而歿仲陽先生云此症屬腦髓不足不能榮養宜用地黃丸補之有至七八歲或十四五歲氣血既盛而自合若縱恣色慾戕賊真陰亦不能盡其壽矣

一小兒體素虛弱患咳嗽痰涎服化痰藥而痰益甚余以爲脾虛食積先用六君神麯山查漸愈後傷風咳嗽腹脹不食泄瀉酸臭此食滯傷脾而肺氣虛也用六君桔梗而愈又飲食停滯嘔吐痰涎喘嗽面白余謂脾虛不能消化飲食而為痰肺虛不能攝氣歸源而作喘仍用六君子湯而愈大凡腠理不密外邪所感而肺病者因脾胃氣虛不能相生必用六

君子湯若脾門氣實大腸不利而肺病者用瀉黄散若心火炎爍肺金而喘嗽者用地黄丸

一小兒形瘦不時咳嗽自用參蘇飲一劑更加喘急驚搐面白或黄余謂此稟脾肺不足而形氣虚羸因前劑峻利外邪雖去而肺氣益虚肺虚則宜補脾先用異功散加桔梗鈎藤鈎一劑痰喘頓定乃去桔梗加半夏當歸再劑驚搐亦去又加酸棗仁治之而安年十五歲發熱痰盛作渴面赤形體羸瘦用地黄丸加五味子及補中益氣湯各百餘劑而形氣漸壯若認爲陰火用黄柏知母等藥復傷生化之源其亦不治者矣

一小兒五歲尚飲乳耳前後頸間至缺盆以手推尋其筋結小核如貫珠隱於肌肉之間小便不調面色青黄形氣羸瘦

此稟母之肝火爲患用九味蘆薈丸五味異功散加山梔柴胡與兒飲之又以加味逍遥散與母服之尋愈

一小兒患虛羸耳出穢水左手尺關洪數而無力余爲清肝補腎耳中雖愈脉未全斂畢姻後患瘵症誤服黄栢知母之類復傷元氣不勝寒暑勞役無日不病幾至危殆余大補脾腎滋養元氣而愈

一小兒患症如前肢體消瘦面色痿黄大便酸臭此脾虛食積用四味肥兒丸五味異功散治之而愈

一小兒體瘦腹大寒熱嗜臥作渴引飲以白术散爲主佐以四味肥兒丸諸症漸愈乃以異功散六味丸月餘而安

一小兒患前症身熱如炙此肝疳之症也朝用異功散夕用四味肥兒丸諸症稍愈佐以蝦蟆丸數服而痊

一小兒停食發熱服芩連三稜等劑飲食日少胸腹膨脹肢體羸瘦余謂脾虛飲食停滯元氣復傷先用補中益氣湯加木香鈎藤鈎數劑漸効又用六君炮薑調理而安

一小兒虛羸倦怠咳嗽驚悸自用參蘇散一劑更加喘急此脾肺氣虛而妄發表也用惺惺散微解外邪調和胃氣諸症頓愈但手足逆冷又用六君子湯調補元氣而安

一小兒九歲吞酸惡食肌體消瘦腹中作痛余謂食積虛羸也用保和丸而愈後腹中數痛皆服保和丸余曰此因脾胃虛而飲食所傷也當調補脾土以杜後患不信後腹痛喜按余用五味異功散二劑因未應自用平胃散等藥腹脹作痛余仍以異功散加木香四劑而愈若屢用攻伐之劑陰損元氣多致尩羸深可慎也

參苓白术散治脾胃虛弱飲食少思中滿痞噎心忪氣喘嘔吐泄瀉

白藊豆二兩半薑汁浸去皮微炒　人參　白茯苓

白术　甘草炒　山藥各三兩半　蓮肉

桔梗炒黃色　薏苡仁　宿砂仁各二兩

右為末每服一錢棗湯調下

地黃丸加肉桂一兩名加減八味丸治小兒肝經虛熱血燥或風客淫氣而患瘰癧結核或四肢發搐眼目抽動痰涎上湧又治腎疳癖熱消瘦手足如冷寒熱往來滑瀉腹脹口臭乾渴齒齦潰爛爪黑面黧遍身兩耳生瘡或兩耳出水或發熱自汗盜汗便血諸血失瘖等症其功不可盡述即六味地黃丸方見腎臟

補中益氣湯治中氣虛弱體瘦食少或發熱煩渴等症

人參　黄芪各八分　白术　甘草

陳皮各五分　升麻　柴胡各三分　當歸一錢

右薑棗水煎空心午前服

愚按前方若因藥尅伐元氣虛損惡寒發熱肢體倦怠飲食少思或兼飲食勞倦頭痛身熱煩躁作渴脉洪大弦虛或微細軟弱或寸關獨甚者宜用之凡久病或過服尅伐之劑虧損元氣而虛症悉具者最宜前湯若母有脾胃不足之症或陰虛內熱致兒爲患者尤宜用之

錢氏異功散治脾胃飲食少思吐瀉不食凡虛冷症先與數服以正胃氣加五味異功散見

愚按前方治脾胃虛弱吐瀉不食或驚搐痰盛或睡而露睛手足指冷或脾肺虛弱咳嗽吐痰或虛熱上攻口舌生瘡弄

舌流涎若母脾胃虛兒患此症亦當服之

四君子湯治脾氣虛損吐瀉少食肌肉羸瘦方見內鈞

保和丸治飲食停滯胸膈痞滿噯氣吞酸或吐瀉腹痛加白朮一兩名大安丸

神麯炒　山查　半夏　茯苓各一兩

陳皮　連翹　蘿蔔子炒五錢

右為末粥丸桐子大每服三十丸白湯送下

愚按前方行氣尅滯之劑若元氣無虧暴停乳食而致斯症者宜用此消導之若元氣虛弱而乳食所傷者必調補胃氣為主而佐以消導若乳食已消而作嘔者乃胃氣被傷當用異功散補之不宜仍用前藥重損胃氣治者審之

肥兒丸治肝肺食積脈體消瘦二便不調

黃連　神麯　木香各一兩五錢　檳榔二十個
肉荳蔻煨二兩　史君子酒浸去皮　青皮去皮　麥芽各四兩炒
右爲末神麯糊丸麻子大每服二三十丸米飲下
愚按前方若食積五疳發熱口乾大便不調小便不清或頸項結核髮稀成穗寒熱作渴宜用之若脾胃稍虛者用五味異功散兼服虛甚者異功散爲主佐以前藥
枳术丸方見痞塊　六君子湯方見內釣　四神丸方見脫肛
八味丸方見腎臟　柴胡梔子散　四物湯驚二方見急
九味蘆薈丸方見疳症　加味逍遙散方見內釣　白朮散方見積滯
蚵蟆丸方見疳症

胃氣虛寒

經曰胃爲水穀之海六腑之大源也人身氣血腑臟俱由胃氣

而生故東垣之法一以脾胃為主所謂補腎不若補脾正此意也在小兒雖得乳食水穀之氣未全尤仗胃氣胃氣一虛則四臓俱失所養矣故丹溪謂小兒多肝脾之疾也若面色皝白目無睛光口中氣冷不食吐水肌瘦腹痛此胃氣虛寒之症用五味異功散或六君子湯主之若大便不實兼脾虛也加乾姜溫之中滿不利脾不運也加木香開之喜冷便秘胃實熱也用瀉黃散涼之命門火衰不能生土者用八味丸補之稟賦胃氣不足亦用此丸益下焦眞陽充盛則上生脾元自能溫蒸水穀矣

治驗

一小兒傷食吐瀉不已後便泄青色睡而露睛手足指冷額黑唇青余謂大便青色木勝土也或時溏泄脾氣不足也額黑唇青寒水侮土也悉屬中　虛寒用五味異功散加升麻

柴胡木香附子二劑而愈

一小兒盛暑嘔吐飱泄服黃連香薷飲益甚用白虎石膏湯而腹脹作痛手足並冷余謂脾氣虛寒且夏月伏陰在內用五味異功散加木香而愈

一小兒因傷乳食雜用消導之藥遂變痢久而不愈先用君加木香而漸痊後用五味異功散而全愈

一小兒手足常冷腹中作痛飲食難化余謂胃氣虛寒也先用益黃散二服痛止次用六君子湯數劑即愈

一小兒九歲素惡風寒飲食少思至秋冬口鼻吸氣陰冷至腹手足如氷飲鹽湯及燒酒方快其脉細微兩尺如無余謂此稟命門火衰也用還少丹不應改用八味丸旬餘諸症即愈

平胃散治脾胃不和不思飲食心腹脹痛口苦短氣惡心噯氣

吞酸面黄體瘦嗜臥體痛霍亂吐瀉等症

厚朴薑汁製　陳皮　甘草炙各一兩　蒼术米泔浸八兩

右為末每服二錢薑棗水煎沸湯點服亦得常服調氣煖胃化宿食消痰飲辟四時不正之氣

愚按前症若乳食停滯噯腐吞酸嘔噦惡心者宜服是方若飲食既消脾胃虛弱嘔吐惡心者則宜四君子湯

調中丸治脾胃虛寒

白术　人參　甘草炒各五分

八味地黄丸即六味地黄丸加肉桂附子各一兩治稟賦命門火衰不能生土以致脾土虛寒或飲食少思及食而不化腹臍疼痛夜多漩溺等症內經謂益火之源以消陰翳正此藥也

錢氏益黄散一名補脾散　治脾胃虛冷吐瀉方見八脾吐瀉

愚按前方若脾土虛寒或寒水侮土而嘔吐泄瀉手足並冷或痰涎上涌睡而露睛不思乳食者宜用此方若脾土虛弱吐瀉者用六君柴胡如不應或手足俱冷者屬虛寒加木香炮薑若因乳母脾虛肝侮亦治以前藥若乳母鬱怒致兒患前症者其母兼服加味歸脾湯

瀉黃散方見脾臟　觀音散方見嘔吐　銀白散方見慢驚

歸脾湯　異功散　六君子湯三方見內鈞

食積寒熱

小兒食積者因脾胃虛寒乳食不化久而成積其症至夜發熱天明復涼腹痛膨脹嘔吐吞酸足冷肚熱喜睡神昏大便酸臭是也有前症而兼寒熱者名曰食積寒熱若食在胃之上口者吐之胃之下口者消之腹痛痞脹按之益痛者下之下後仍痛

按之則止者補之夾食傷寒者先散之用參蘇飲熱甚便秘者先利之用大柴胡湯如無外感但只傷食不至於甚保和丸調之益脾為主陰之藏也故凡脾病者至夜必熱熱而兼寒則又見所勝者侮所不勝矣食未消者消之則寒熱自止食既消者補之則寒熱自痊若手足並冷喜熱飲食此中州虛寒也宜溫之大便欲去不去脾氣下陷也宜升之若夜間或侵晨泄瀉者脾腎俱虛也用四神丸手足並熱作渴飲水者脾胃實熱也用瀉黃散大便秘結用大柴胡湯手足雖熱口不作渴大便不實者用白术散仍叅腹痛腹脹積痛積滯治之

治驗

一小兒傷食腹脹胸滿有痰余用異功散而痊後復傷食腹脹作痛或用藥下之痛雖止而脹益甚更加喘粗此脾氣傷

而及於肺也用六君桔梗調補而痊

一小兒腹脹惡食寒熱惡心症類外感余曰氣口脉大於人迎此飲食停滯也用保和丸一服諸症頓退但腹脹未已用異功散而痊

一小兒傷風咳嗽痰湧用六君桔梗桑皮杏仁而愈後飲食停滯腹瀉脹痛又用六君加山查厚朴而安復停食作嘔或用藥下之更加咳嗽余謂此脾肺益虛欲行調補彼以爲緩乃服發表尅滯之藥前症益甚更加搖頭余用天麻散倍加鈎藤鈎及異功散而愈

一小兒胸腹脹痛寒熱頓悶以手按腹即哭此飲食停滯也先用保和丸一服前症即愈更加煩渴按其腹不哭此宿食去而脾氣未復也用五味異功散加柴胡治之而瘳

一小兒飲食停滯服消導之劑飲食既消熱尚未退此胃經虛熱也用六君子加升麻柴胡四劑而愈

一小兒先因飲食停滯服尅伐之劑更加腹痛按之則止余用六君子湯而愈後復傷食服保和丸及三稜檳榔之類更加腹重善噫此脾氣虛而下陷也仍用前湯加升麻柴胡木香而愈

一小兒面色青白飲食難化大便頻泄或用消積化痰等藥久不愈余謂脾胃虛弱也用六君子湯漸愈或以爲食積宜驅逐之遂反作瀉痰喘發搐余謂脾氣復傷不能生肺肺虛不能平肝而作是症先用六君加鈎藤鈎欲食少進又用五味異功散加升麻而愈

一小兒患前症腹痛服攻下之劑發熱不已大便不化按其

腹不痛與冷水不飲此食積去而脾氣虛也用五味異功散加當歸升麻而愈

三黄枳朮丸　治傷肉濕麪辛辣味厚之物致填塞悶亂不快

枳實麩炒五錢　黄連酒浸炒　大黄濕紙裹煨　白朮各一兩　黄芩五錢

右爲末湯浸蒸餅爲丸如菉豆大每服五十丸白湯下臨時量所傷多少加減服之

大柴胡湯方見瘧症　四神丸方見驚瀉　六君子湯

五味異功散二方見內鈎　瀉黄散方見脾臟　白朮散方見積滯

保和丸方見虛羸　加減腎氣丸方見腹脹　天麻散方見百晬內嗽即天麻丸

腫脹

經曰至陰者腎水也少陰者冬脉也其本在腎其末在肺皆積

水也又曰腎者胃之關也關門不利故聚水而從其類也上下溢於皮膚故胕腫腹大上爲喘呼不得臥者標本俱病也丹溪云惟腎虛不能行水脾虛不能制水胃與脾合又胃爲水穀之海因虛而不能傳化腎水泛溢反得以浸漬脾土於是三焦停滯經絡壅塞水滲於皮膚注於肌肉而發腫也其狀目胞上下微起肢體重着喘咳怔忡股間清冷小便澁黃皮薄而光手按成窟舉手即滿是也古方有十種論症以短氣不得臥爲心水兩脇緊痛爲肝水大便鴨溏爲肺水四肢苦重爲脾水腰痛足冷爲腎水口苦咽乾爲胆水下虛上實爲大腸水腹急肢瘦爲膀胱水小便閉泄爲胃水小腹急滿爲小腸水又有濕氣毒氣傷寒後瀉痢後氣血虛者之五腫及癖　癥積鎖肚胸膈作彤蛔氣虛冷積者之七脹亦當詳之其受濕氣者由脾胃之氣敦

身四肢頭面皆腫也食毒者脾傷積毒停留於胃也傷
者邪氣乘虛而入也瀉痢後者脾氣虛也皆宜先調胃氣為主
治腫其患也脹皆由血氣不足臟腑怯弱表裏俱虛邪正相亂
以致四肢浮腫腹肚膨滿亦當先調榮衛分別陰陽治法宜補
中行濕利小便凡有熱者水氣在表也可汗之身無熱者水氣
在裏也宜下之腰已上腫宜利小便腰已下腫宜發汗此仲景
之法也若遍身腫煩渴小便赤澁大便秘結此屬陽水遍身腫
不渴大便溏泄小便清利此屬陰水陽水兼陽證者脉必浮數
陰水兼陰證者脉必沉遲氣若陷下宜用二陳加升提之藥如
腹脹少加木香調之若朝寬暮急屬陰虛朝用四物湯加參术
夕用加減腎氣丸朝急暮寬屬陽虛朝用六君子湯夕用加減
腎氣丸朝暮皆急陰陽俱虛也用八珍湯主之真陽虛者朝用

八味地黄丸夕用補中益氣湯若肚腹痞滿肢體腫脹手足並冷飲食難化或大便泄瀉呼吸氣冷者此眞陽衰敗脾肺腎虚寒不能司攝而水泛行也急用加減腎氣丸否則不治惟調補脾土多有生者

治驗

一小兒傷食腹脹服尅伐之劑小便澁滞改服五苓散小便益閉四肢頓腫余謂脾胃虚寒不能通調水道下輸膀胱故也朝用加減金匱腎氣丸夕用補中益氣湯而愈

一小兒患前症小便赤頻盜汗發熱朝間用補中益氣湯午間用五味異功散晚間用六味地黄丸而愈後作功課太勞盜汗發熱用八珍湯六味丸而痊

一小兒患前症飲食少思大便不實先用補中益氣湯又用

五味異功散而愈畢姻後復發更手足並冷飲食難化或吞酸噯腐用六君子炮薑而瘥後又發用八味地黃丸補中益氣湯而痊

一小兒小腹脹墜小便澁滯午前爲甚以補中益氣湯加木香與朝服以五味異功散加升麻柴胡與夕服兩月餘而愈後飲食失節腹脹嚥酸用五味異功散四味茱萸丸而痊畢姻後復患如前更惡寒腹冷小便清頻大便不實手足並冷用補中益氣湯八味地黃丸而尋愈

二陳湯方見寒吐　五苓散方見五淋

八珍湯即十全大補湯去黃芪肉桂方見自汗　六君子湯方見內釣

加減腎氣丸方見腹脹　八味地黃丸方見腎臟

補中益氣湯方見虛羸

蚘蟲

巢氏云蚘蟲者九蟲之一也長尺許或五六寸者因臟腑虛弱及食甘肥而動其動則腹中攻痛或作或輟口吐涎水貫心則死用史君子丸之類下之錢仲陽云吐水不心痛者胃冷也吐沫心痛者蟲痛也與癎相似但目不斜手不搐耳安蟲散主之因氏云蟲痛者啼哭俛仰坐卧不安自按心腹時時大叫面色青黄唇色兼白目無精光口吐涎沫也若因胃冷即吐用理中湯加炒川椒五粒檳榔五分煎下烏梅丸古云蟲蝕上部則上唇有白點蟲蝕下部則下唇有白點腹中諸蟲望前其頭向上望後其蟲向下如欲用藥先以猪肝油炙香令兒聞其香味使蟲頭向上則藥易伏若中氣虛而蟲不安者但調補脾胃自安丹溪先生云冬月吐蟲多是胃氣虛寒用錢氏白术散加丁香

二粒主之

治驗

一小兒患蟲動心痛先服大蕪荑湯下蟲穢反作嘔少食右顋鼻準白中兼黃此脾肺氣虛也用異功散二服稍應更加炮薑一劑而安

一小兒吐瀉將愈心痛吐水手足並冷忽自手按心腹此胃氣虛寒類乎蟲痛也用益黃散而愈

一小兒病後吐水心間作痛余謂胃氣虛寒用五味異功散而愈後每吐凡患病飲食不進手足並冷即吐水心痛余用前散加升麻柴胡即愈或用逐蟲之劑前症益甚更加腹痛重墜余用補中益氣湯加炮薑治之而愈

史君子丸治五疳脾胃不和心腹膨脹時復作痛不食漸瘦並

宜服之

史君子肉一兩　厚朴製　橘紅　白芍藥

甘草炒　川芎各一錢

右爲末蜜丸如皂角子大每服一丸陳米飲化下

安蟲散治蟲痛

胡粉炒　鶴虱炒　川楝子　檳榔各二錢

白礬枯二錢半　右爲末每服三五分米飲調下

烏梅丸治蚘厥當吐蚘今反静而復煩此爲臟寒蚘上入其膈故須臾復止得食而嘔又煩蚘聞臭當自吐及治久痢方見傷風咳嗽

理中湯方見冷瀉　大蕪荑散方見疳症　異功散方見內鈎

白术散方見積痛　益黃散方見脾臟

疝氣

小兒陰腫疝氣者多屬肝腎氣虛及坐卧寒濕之地或風邪所傷血氣相搏或啼叫氣逆水道不行或稟父肝經虛熱或妊娠肝氣鬱結或乳母怒動肝火而致者若兒肝經熱用梔子清肝散兒啼躁怒用均氣散乳母恚怒用柴胡清肝散肝火氣逆用加味逍遥散小腹作痛小便澁滯用龍膽瀉肝湯久坐冷地小便不利用四苓散加柴胡山梔車前子不時寒熱者加味小柴胡湯經云肝氣熱則莖痿宗筋弛縱腎莖腫脹或出白液痒痛或裏急筋縮挺縱不收或精隨便下者此名筋疝俱屬肝火不係於腎宜詳治之

治驗

一小兒陰囊赤腫余作胎毒治瘥後發熱痰盛等症診其母

素有鬱熱用加味歸脾逍遙二藥子母俱服而愈後吐瀉小便赤澁兩目瞤動視其寅卯二關脉赤此屬肝經風熱也用柴胡清肝散加釣藤鈎木賊草而愈

一小兒陰莖作痒小便頻數此屬肝火之症反服五苓散頸間結核余用柴胡梔子散四味肥兒丸諸症稍愈又用蝦蟆丸而痊

一小兒莖痿濕痒後陰囊焮腫莖中作痛時出白津余胗之肝火也用龍膽瀉肝湯六味地黄丸而愈

一小兒睪丸作痛小便赤澁寒熱作嘔乃肝脾之病用小柴胡湯加山梔車前子茯苓而愈

一小兒睪丸腫鞕小便黄澁用小柴胡湯加車前子山梔并蘆薈丸而消

一小兒莖中作痒一小兒下疳潰爛作痛發熱一小兒莖中潰痛小便秘澁日晡尤盛一小兒目痒出水連頸項間結核陰囊搔痒俱屬肝火之症俱用九味蘆薈丸而愈

一小兒小便澁滯陰囊腫痛寒熱此肝經濕熱也用龍膽瀉肝湯而消但內熱倦怠此兼脾氣虛也用四君柴胡山梔芎歸而愈

一小兒陰囊赤腫因乳母怒氣及飲酒而發余審之因於怒則用加味逍遙散因於酒則用加味清胃散並加漏蘆乾葛神麯與母子服之隨愈

一小兒陰囊腫痛小便赤澁用加味小柴胡湯加漏蘆母子並服而愈

一小兒稟肝腎虛弱睪丸常腫用六味地黃丸料加柴胡母

子並服兩月餘而痊

劉武庫子畢老作痛小便赤澁寒熱作嘔用小柴胡湯加山梔車前子茯苓而愈

一小兒腹內一塊攻痛小便不調用龍膽瀉肝湯蘆薈丸而愈後形氣消爍發熱作渴此肝木制脾土也用補中益氣湯及蘆薈丸而愈

龍膽瀉肝湯 治肝經濕熱兩拗腫痛或腹中作痛或小便澁滯等症

龍膽草酒拌炒黃 澤瀉各二分 車前子炒 木通
生地黃酒拌 當歸酒拌 山梔炒 黃芩炒
甘草各二分

右水煎服

四君子湯　加味逍遙散　加味清胃散

加味歸脾湯四方見內釣　　五苓散方見五淋

九味蘆薈丸方見疳症　　補中益氣湯方見虛羸

加味小柴胡湯方見瘧症　　六味地黃丸方見腎臟

梔子清肝散　　柴胡清肝散二方見發熱

四味肥兒丸方見寒吐　　四苓散即五苓散去肉桂

渴症

百問云小兒唇紅如丹即發渴紅甚焦黑則危篤若三焦虛煩作渴者用三黃湯傷寒後唇口焦者用白虎湯竹葉湯瀉痢作渴者用四苓散之類常治暑積心脾煩渴引飲者用白虎湯下痢脾虛作渴者用七味白朮散熱結膀胱小便秘澀者用五苓散上焦虛熱者用四君子湯膏粱積熱者用清胃散脾胃積熱者用瀉黃散中氣虛熱者用異功散腎水虛熱者用六味丸其

餘疳症發熱各詳本症胎稟所致者當各審其因若誤用寒凉降火脾胃復傷則腹脹而爲敗症矣

治驗

一小兒發熱作渴用瀉黃散大便重墜口角流涎仍欲瀉火余曰鼻準青白多而黃色少屬脾胃虛寒肝木所侮盖口角流涎胃氣不能統攝也大便重墜脾氣不能上升也不信另用凉劑果眉唇微動四肢微搐余曰此虛極而變慢脾風矣用六君當歸木香炮薑鈎藤鈎二劑益甚意欲更劑余曰此藥力未及也仍以前藥加附子一片服之即安去附子又二劑而愈

一小兒吐瀉後患渴症飲食少思肌體消瘦用七味白朮散渴漸止五味異功散加升麻飲食漸進又用補中益氣湯肌

肉䐜生

一小兒嗜膏粱甘味，發熱作渴，小便白濁，用四味肥兒丸佐以瀉黃散稍愈。復傷食吐瀉，服消食丸，胃氣復傷，飲食少思，肢體倦怠而渴。先用七味白术散而瀉止，次用五味異功散而痊。

一小兒面目色白，患渴症，唾痰發熱，服清熱化痰之藥，大便洞瀉，小便頻數。此脾胃虛而復傷也。朝用補中益氣湯，夕用四神丸，諸症漸愈，又佐以六味地黃丸而愈。

一小兒十五歲，用心太過，兩足發熱，日晡益甚，服人參固本丸之類，熱益甚，痰涎上湧，體倦，更唾痰，服化痰滋陰之劑，痰熱益甚，更頭目眩運，體倦少食，請余治，仍欲清熱化痰滋陰。余曰：兩足發熱，腎經陰虛也；痰涎上湧，腎不能攝也；頭目眩運，胃氣不能上升也。此稟賦不足，勞役過度而然耳。遂朝用補中益氣湯，夕用加減八味丸，元氣漸復，諸症漸愈。但用心於功課，即頭運發熱，用前藥即愈。畢姻後諸症復作，服前藥半載而痊。後再發，更大小便牽痛，用補中益氣湯、八味地黃丸、獨參湯而得生。

竹葉石膏湯

石膏一錢　半夏三分　甘草　人參各二分　麥門冬廿粒　竹葉一握

右生薑汁一匙，水煎服。

三黃湯

黃芩　黃連　黃栢各等分

右水煎服。

白虎湯方見發熱　五苓散方見五淋　七味白术散方見積熱

四君子湯　六君子湯　清胃散

異功散四方見內傷　六味丸方見腎臟　四苓散即五苓散去桂

補中益氣湯方見虛羸　四味肥兒丸方見嘔吐乳　四神丸方見驚瀉

消食丸方見嘔吐乳

煩躁

仲景云火入於肺則煩入於腎則躁夫心者君火也火王則金爍水虧而火獨存故肺腎合而爲躁也活人云但煩熱者虛煩也諸虛煩熱與傷寒相似但不惡寒身不疼故知非傷寒也頭不痛脉不緊故知非裏實也不可發汗攻下當與竹葉湯兼嘔者與橘皮湯又心虛則先煩而後渴翕翕發熱其脉浮緊而大是也蓋煩者心中煩擾爲内熱故屬陽躁者肢體躁動或裸身欲入井中爲外熱故屬陰外熱者無根之火也是以爲虛在小兒當辨其啼煎不安是煩啼唯不定是躁啼煎者心經有熱精神恍惚煩滿生驚啼唯者心經有風煩躁驚搐也熱甚者黃連

解毒湯輕者導赤散風熱者至寶丹脉數而實便閉有熱者神芎丸此皆實熱之治法也若煩而頭痛短氣口乾咽燥不渴者虛也用四君加芎歸因藥攻伐而作渴者用竹茹湯煩而不得眠者酸棗仁湯心神顛倒煩熱欲吐者朱砂安神丸面戴陽目内赤六脉洪大按之全無者血虛發躁用當歸補血湯若躁而裸體欲入井中脉沉細或浮大按之如無者此皆陰盛發躁也宜用參附湯有回生之功

治驗

一小兒煩躁驚悸熱渴飲冷額間色赤此心經實熱所致先用瀉心湯一服稍緩又用柴胡梔子散而痊

一小兒痢後發熱煩躁用四君當歸升麻柴胡頻安又用補中益氣湯而愈又傷食作瀉前症復作吞酸先用異功散加

吳茱萸木香爲末一服吞酸悉止乃去茱萸木香治之而安

一小兒潰瘍煩躁驚搐撮空用六味地黄丸料煎服以滋腎肝用五味異功散以補脾肺漸愈又用八珍湯而痊

一小兒患癍疹服發汗之藥煩躁作渴先用當歸補血湯及東垣聖愈湯諸症漸安又用八珍湯加麥門冬五味子而愈

一小兒痢後煩躁作渴面赤脉大按之如無此血脫煩躁也先用當歸補血湯又用五味異功散加升麻當歸而安又傷食作瀉不已復煩躁用異功散爲主佐以八珍湯而安

一小兒患瘰癧服下毒之藥發熱煩躁口渴作嘔此元氣復傷用八珍湯倍加參芪歸术治之漸安又用四君當歸升麻而安

清熱解毒丸治五臟積熱毒氣上攻胸膈煩悶咽喉腫痛赤眼

壅腫頭面發熱脣口乾燥兩頰生瘡精神恍惚心忪悶亂坐
卧不寧及傷暑毒面赤身熱心煩躁而渴飲食不下

寒水石　石膏各八兩　青黛四兩

右研末入青黛和勻蒸餅七個水調爲丸如芡實大每服一
丸食後新汲水化下或細嚼生薑湯下如中諸毒並宜服之
及驚風潮熱痰涎壅塞心胸煩躁頰赤多渴坐卧不穩每服
半粒量大小加減

橘皮湯

橘皮一兩半　甘草炙半兩　人參二錢五分　竹茹半兩

右每服五錢薑水煎食前服

東垣聖愈湯治諸瘡出血多而煩躁不得眠

熟地黄　生地黄　川芎　人參各五分

當歸身　黄芪各一錢　右水煎服

瀉心湯　治心經實熱，口舌生瘡，煩躁發渴。

宜黄連　犀角各等分　右水煎服

黄連解毒湯方見諸痢　竹茹湯方見嘔吐乳　酸棗仁湯方見驚癇

朱砂安神丸方見疸症　神芎丸　至寶丹二方見驚風

導赤散方見心臟　異功散　四君子湯二方見內釣

注夏

脾為太陰，位屬坤土，喜燥而惡濕，故凡脾胃之氣不足者，遇長夏濕淫之令，則不能升舉清陽，健運中氣，又復少陽相火之時，熱傷元氣，則肢體怠惰不收，兩腳痿弱，嗜臥發熱，精神不足，飲食少思，口中無味，呼吸短之氣促，目中視物䀮䀮，小便赤數，大便不調，名曰注夏。此皆稟賦陰虚，元氣不足之症。丹溪補陰論言之詳矣育子者其可不知冬月養陽之道乎治法用補中益氣湯去升麻柴胡加炒黑黃栢主之若因勞役發熱血虛脉大者用當歸補血湯氣血兩虛者八珍湯肝腎陰虧者地黃丸大便作瀉者人參理中湯若乳母肝火乘脾寒熱少食者柴胡梔子散胃火作渴者竹葉石膏湯小兒多因乳母之氣不調而致當戒怒氣調飲食適寒溫則可以遠病矣又如今人夏月皆以香薷湯浸冷代茶飲之殊不知香薷利水大損元陽厚朴尅伐大傷真氣況脾性喜溫而惡寒夏月陰盛於內冷啜傷脾胃胃強有火濕熱為病之人固無大害其脾胃虛弱中氣不足者必為腹痛少食泄瀉寒中之疾矣此大人亦所當戒者況小兒乎慎之慎之

治驗

一小兒每春夏口乾發熱怠惰嗜卧勞則頭痛服清涼化痰之藥喘渴煩躁不安服香薷飲脉大神思昏潰余用補中益氣湯去升麻柴胡加五味麥門炮薑一劑未愈又加肉桂五分即甦更用六味丸而愈

一小兒禀脾腎虚弱注夏發熱二便不調朝用補中益氣湯夕用地黄丸而愈後因乳母怒氣致兒發熱驚搐用柴胡梔子散母子並服而瘥

一小兒素有食積注夏發熱倦怠少食大便不實朝用五味異功散少加升麻柴胡夕用四味肥兒丸而尋愈

一小兒禀賦腎虚患注夏之疾因乳母大勞則發熱益甚用補中益氣湯令母子並服而愈後因乳母多食膏粱又患瘡疾煩躁作渴先用竹葉石膏湯及補中益氣湯將瘥母着怒

氣大熱發搐用柴胡梔子散加味逍遙散而痊

一小兒注夏食生冷之物腹中作痛之甚則發搐厥冷用人參理中丸而愈

一女子年十四患注夏經行之後發熱晡熱煩躁作渴面赤脉洪大按之如無此血脫發躁先用當歸補血湯四劑又用八珍湯而安

柴胡梔子散 方見[illegible]　　當歸補血湯二 方見發熱

八珍湯 方見自汗　　補中益氣湯 方見虛羸

地黄丸 方見腎臟　　人參理中湯 方見冷瀉

竹葉石膏湯 方見渴症

保嬰撮要卷之十

薛氏醫按
吳郡薛鎧集　薛己驗
江都　吳中珩校

自汗

自汗者汗無時而自出也經曰飲食飽甚汗出於胃驚而奪精汗出於心持重遠行汗出於腎疾走恐懼汗出於肝搖體勞苦汗出於脾又曰陰虛而陽必輳則發熱而自汗陽虛而陰必乘則發厥而自汗東垣云表虛自汗秋冬用桂春夏用黄芪丹溪云汗者心之液也自汗之症未有不因心腎俱虛而得之者巢氏云虛勞病若陽氣偏虛則津液發泄而爲汗矣自心爲主陽之藏火也陽主氣人身津液隨其陽氣所在之處而生亦隨其火所擾之處而泄則爲自汗矣治法當用參芪甘温益氣之藥

使陽氣外固而津液內藏則汗止矣若元氣虛者夏月用六君子湯加山藥山茱萸冬月用加減八味丸十全大補湯血虛者四物加參芪有熱者當歸六黃湯氣血俱虛者十全大補湯心腎虛熱者六味丸虛寒者八味丸心經血虛者團參湯胃經氣虛者六君子湯飲食勞倦者補中益氣湯嗜臥倦怠者升陽益胃湯熱傷元氣者清燥湯暑干心胞絡者清暑益氣湯外傷風邪者惺惺散虛勞羸瘦者人參養榮湯思慮傷脾者歸脾湯怒動肝火者小柴胡湯肝經虛熱者加味逍遙散肝經濕熱者龍膽瀉肝湯泄瀉脉微者人參理中湯手足汗者補中益氣湯胸腹汗者四君子湯當心一片有汗者茯苓補心湯黃汗者茵蔯五苓散血汗者血餘散敷之此皆云汗之大法也仍推五臟相勝主之若汗出如油喘而不休此爲命絕柔汗發黃此爲脾絕

汗出不流如貫珠者爲絶汗數者並不治若六陽虛則汗出上至頭下至項亦多主難治

治驗

一小兒四歲因驚自汗左關無脉以此爲憂余曰肝主驚此禀肝氣不足因驚則氣散脉必在臂腕於尺部盡處候之果得用補中益氣湯六味地黄丸半載脉復本位其脉在合谷之間者皆自幼被驚而然也

一小兒五歲因驚自汗發熱虛症悉具右寸脉短此胃氣復傷也用獨參湯月餘又用補中益氣湯仍佐以六君子及加味地黄湯半載而愈

一小兒自汗目直項强頻悶余謂肝經實熱先用柴胡梔子散隨用六味地黄丸而愈後因驚自汗咬牙呵欠屬肝經虛

熱生風用六味地黃丸補中益氣湯而痊後又驚自汗怔悸面赤發熱悉屬肝經虛熱用六味丸而愈

一小兒自汗面青善怒小便頻數睡間驚悸或發搐目直此肝火血燥生風也先用加味四物湯加味逍遙散各四劑與間服諸症漸愈又用四君山梔而痊

一小兒自汗盜汗頸間結核兩月連劑此兼肝脾疳症也用四味肥兒丸及大蕪荑湯而痊後每傷食發熱便血自汗用五味異功散加升麻柴胡漸愈又用六味地黃丸而痊

一女子十四歲自汗寒熱月經先期余謂肝火血熱用加味逍遙散地黃丸而痊後因怒經行不止自汗盜汗先用加味小柴胡湯次用加味逍遙散而愈

一小兒自汗叫哭發熱作渴飲水搐搦仰睡乃心經實熱也

用導赤散治之而愈後又自汗發熱飲湯抽搐無力驚惕咬牙覆睡面赤心經虛熱也用茯苓補心湯而愈

一小兒自汗惡風用補中益氣湯加炒浮麥而止因飲食停滯患吐瀉用六君子湯而愈又用四君當歸浮麥而汗止出痘時自汗盜汗用十全大補湯而痘愈後因傷風咳嗽自汗腹脹余謂脾肺俱虛宜用六君桔梗因惑於人言先服發表之劑更加氣喘盜汗余用四君五味子炮薑四劑不應每劑又加人參五錢炮薑一錢稍止又三劑而痊

十全大補湯　治諸虛不足自汗不食時發潮熱等症

白茯苓　人參　當歸　白术

黃芪炒　川芎　肉桂　白芍藥炒

熟地黄　甘草炒各等分　右水三五錢薑水煎服

八珍湯前方去肉桂黄芪治驗見各門

人參養榮湯治病後時自汗或發潮熱口乾食少心虛驚悸欬而下痢前方去川芎加陳皮五味子遠志

百解散治感冒風邪發熱自汗者

荆芥　白芷　麻黄去節　陳皮

蒼术　甘草炒各三分　右薑三片葱白三根水煎服

淸暑益氣湯治暑邪于衛身熱自汗

黄芪　蒼术泔浸去皮各一錢　升麻七分

人參　白术　陳皮炒　神麯炒

澤瀉各五分　甘草炙　黄蘗酒浸炒　當歸身

麥門冬去心　青皮炒　葛根各三錢　五味子九粒杵

右水煎服

茵蔯五苓散治伏暑發黃煩渴小便不利

赤茯苓　猪苓　澤瀉　白术

茵蔯各三分　右水煎服

血餘散治汗不止

用男子亂髮一握煅存性爲細末以絹袋盛置乾撲之

清燥湯治小兒自汗或因熱傷元氣大小便秘澁

黄芪炒　蒼术各五分　白术　陳皮

澤瀉　人參　白茯苓　升麻

麥門冬　當歸身　生地黄　神麯炒

猪苓　黄栢酒拌炒各三分　五味子五粒杵　黄連炒

甘草炙各二分　右薑一片水一鍾煎服

升陽益胃湯方見諸痢　六君子湯　加味歸脾湯

四君子湯　加味逍遙散　五味異功散方見內釣

柴胡梔子散方見發熱　小柴胡湯方見肝臟　補中益氣湯方見虛羸

龍膽瀉肝湯　人參理中湯　茯苓補心湯三方見瘖

團參湯　當歸六黄湯二方見盜汗　惺惺散

四物湯二方見急驚　六味丸　四味肥兒丸方見寒吐

加味八味丸即六味丸加肉桂五味子方見腎臟　大蕪荑湯方見疳症

導赤散方見心臟

盜汗

盜汗者，睡則汗出，寤則汗收也。自汗屬陽虛，盜汗屬陰虛。蓋陽爲衛氣，陰爲榮血，血之所主心也，所藏肝也，熱搏於心，故液不能內斂而外泄於皮膚。人臥則靜而爲陰，覺則動而爲陽，故自汗屬陽，盜汗屬陰也。多因心腎不交，水火不能既濟，腎虛則閉藏之令失守故有是症宜用六味丸十全大補湯血虛內熱者當歸六黄湯心經有熱者導赤散肝經虚熱者六味地黄丸血脫盗汗者當歸補血湯肝膽風熱者柴胡清肝飲食積內熱者二陳枳實山梔胃氣虛熱者六君子湯及浮麥散血氣俱虛者人參養榮湯條症見自汗當參覽之

治驗

一小兒十一歲面色青白或惡寒發熱鼻間黄白盗汗自汗胸膈不利飲食少思常懷畏懼用二陳黄連酸棗茯神之類不應余以為脾肺俱虛不信自用朱砂安神丸更寒熱往來泄瀉不食余用六君當歸黄芪而愈

一小兒五歲腹中作痛大便不實患盗汗鼻間左腮皆白此脾肺氣虛而食積所致也用六君山查神麴四劑腹痛頓止

去查麯又四劑大便調和乃用四君歸芪而汗止

一小兒十二歲患盜汗形氣瘦弱面色或赤或白右腮白兩頰赤鼻間微青此稟足三陰經虛也朝用補中益氣湯夕用六味地黃丸而愈

一小兒久患盜汗夜熱晝凉飲食少思大便酸臭此食積內作也先用三稜散消導積滯又用五味異功散補脾進食而愈

一女子十四歲自汗寒熱肝脉弦洪此肝火所致用加味逍遙散而愈後飲食停滯吐痰眩暈頭面不時汗出兩寸脉不及本位用補中益氣湯加半夏蔓荊子而痊

一小兒三歲盜汗不食聞藥即嘔此胃氣傷也用浮麥炒為末以乳調服錢許旬餘嘔止食進佐以六君子湯而愈

一小兒發熱呵欠頓悶咳嗽至夜盜汗屬肝膽火症用小柴

胡湯加山梔二劑又用地黄丸料煎服而愈

一小兒盜汗甚多久不愈寸口脉沉伏飲食少思稍多食則腹痛汗不止余謂脾虚食積用六君升麻柴胡月餘脾氣漸健飲食漸加汗亦少止乃佐以異功散乃痊

一小兒苦盜汗肢體消瘦因功課勞役更加自汗余用補中益氣十全大補二湯而愈次年因勞心前症復作更加夢遺仍用前二湯各五十餘劑而愈畢姻後前症俱作手足並冷前藥又各加薑桂一錢數劑少應至六十餘劑而愈因太勞盜汗如雨手足如氷再以前二藥加桂附各一錢數劑方愈

當歸六黄湯　治血虚盜汗內熱晡熱者

當歸　熟地各五分　生地黄炒三錢　黄連炒黑

黄栢炒黑　黄芩炒黑各三分　黄芪炒五分　右水煎服

團參湯治虛汗盜汗

新羅人參二兩　當歸三錢

右爲末用雄猪心一個切三片每服以猪心一片煎湯調服二錢

白朮散治自汗盜汗

白朮三兩　小麥一合炒

右用水一鍾半煮乾去麥爲末以炒黄芪煎湯量兒大小調服忌蘿蔔辛辣炙煿之類乳母尤忌

六味地黄丸方見腎臟　人參養榮湯　十全大補湯三方見自汗

導赤散方見心臟　柴胡清肝散　當歸補血湯二方見發熱

二陳湯方見寒吐　六君子湯　四君子湯

五味異功散　加味逍遥散内鈎四方見　小柴胡湯方見肝症

三稜散方見白濁　補中益氣湯方見虛羸

噫氣

經曰脾病則面黃善噫噫者寒氣客於胃厥逆從下上散復出於胃而為噫又善思善味其症當臍有動氣按之牢若痛其病腹脹滿食不消體重節痛怠惰嗜臥四肢不收經曰脾主四肢有是者脾也又曰二陽一陰發病主驚駭背痛善噫何謂也竊謂上焦受氣於中焦中焦氣未和不能消穀故為噫耳中焦亦脾胃之分也脾土虛寒由命門火衰不能溫蒸水穀古人有服兎絲子旬日開飲食如湯沃雪亦此義也補脾宜人參理中湯補右腎宜用八味丸胃氣虛不能運化水穀者六君子加木香鬱結傷脾者加味歸脾湯木尅土者四君柴胡升麻蘘嚼蘖者加吳茱萸半夏治者審之

治驗 仍參虛羸症

一小兒稟賦虛羸時常作痢年十三歲泄瀉不食手足並冷諸藥不應余謂命門火衰六君子湯八味丸治之尋愈畢姻後勞心過甚飲食頗少發熱下氣先用參朮各五錢薑棗煎服諸症稍愈又用六君子湯加炮薑肉桂參朮各一兩一劑諸症頓愈又因勞心發熱煩渴用補中益氣湯加附子一錢渴止用參芪各一兩歸朮各五錢附子一錢三劑全瘥

一小兒十五歲喜噫面黃腹脹飲食難化用六君益智木香漸愈後因怒兼脇痛少食下氣噫氣用補中益氣湯加附子益智漸愈後飲食過多腹脹吞酸服保和丸熱渴愈甚用二陳黃連石膏之劑大便不止吃逆不食手足並冷余用六君附子四劑稍愈又以補中益氣湯加附子及八味丸而遂安

一女子十九歲患前症用六君子湯送四味茱萸丸而愈但怒即發服此藥亦即愈後因怒氣勞役前症復作血崩不止先用柴胡梔子散一劑隨用補中益氣湯加山梔而痊仍察

虚羸治驗

本事枳殼散治心下痞悶或作痛多噫

枳殼　白朮各半兩　香附子一兩炒　檳榔三錢

右爲末每服一錢空心米飲調下

四味茱連丸治腹脹噫氣吞酸食不能化

吳茱萸炒　黃連炒　神麴　荷葉各等分

右爲末水煮神麴糊丸桐子大每服二十九白湯下黃連當量病微甚或炒黑炒黃用之

八味丸即六味丸加五味子肉桂方見腎臟　四君子湯

六君子湯　加味歸脾湯三方見內釣　補中益氣湯方見虛羸

下氣

劉河間云腸胃鬱結穀氣內發而不能宣通於腸胃之外故喜噫下氣也若癲癇勞瘵氣下泄而不止者必死乃真氣竭絕腠理閉塞穀氣不能宣通於腸胃之外故從腸胃中泄出婁全善云下氣屬心虛經云夏脉者心也心脉不及下氣為泄者是也經又云飲食入胃遊溢精氣上輸於脾脾氣散精上歸於肺通調水道下輸膀胱水精四布五經並行此平人也若七情內傷六淫外侵飲食失節房勞過度致脾土之陰受傷轉運之官失職不能輸化故下氣也又曰陰精所奉其人壽陽精所降其人夭陰精者乃五穀之精上榮心肺以降腎肝故曰其人壽陽精者乃胃中之清氣陷入腎肝不能升浮上輸心肺故曰其人夭

若飲食過多腸胃虧結用平胃散癲癇勞瘵用補中益氣湯心氣虛弱用補心丸心氣虛寒用補心湯脾胃虛寒用理中湯肝木乘脾用六君子湯加木香脾氣鬱結用加味歸脾湯脾氣下陷用補中益氣湯命門火衰用八味丸腎氣不足用六味地黃丸大凡噫氣下氣皆其脈不及本位內經云短則氣病以其無胃氣也諸病見此脈難治但純補胃氣為善

治驗 兼仍參虛一症治驗

一小兒脾氣素弱飲食少思常患虛弱畢姻後噫氣右關脈弱不及本部左關脈弦數而長此脾氣虛肝木勝之也用六君柴胡炒黑山梔治之尋愈後因勞復作用補中益氣湯加益智二劑而痊後又勞復頭暈仍用前湯更加蔓荊子而愈

一女子十四歲性急多怒噫氣常服木香檳榔丸胸中爽快

次年出嫁孀居前症復發服清氣化痰丸發熱痰甚服芩連等藥經行如崩發熱作渴四肢抽搐唇口自動此因肝盛脾虛不能統血歸經虛火動而類風也用加味逍遙散内歸朮各用五錢加鈎藤鈎二錢治之諸症頓愈又用加味歸脾湯久服而愈

一女子早喪母噫氣下氣出嫁後患吞酸胸痞用六君子送越鞠丸漸愈又用加味歸脾湯而安後因怒兼脇痛腹脹小便淋濇用加味逍遙散加車前子龍膽草而愈

一小兒十一歲稟胃氣充實飲食過多胸滿噫氣用枳殼散漸愈又用六君子湯全愈至十七歲飲食停滯腹脹兼痛日用枳殼散肢體倦怠噫氣下氣余用太君乾薑肉桂而愈

一女子年十六患此先用參朮之藥不應用六君子湯送四

味茱連丸而愈後又因怒氣勞役前症益甚更兼發熱用柴胡梔子散二劑隨以補中益氣湯而瘥

平胃散方見虛寒　補心湯方見瘖　補心丸即茯神散為丸方見驚悸

補中益氣湯方見虛羸　人參理中湯方見驚瀉　越鞠丸

六君子湯　加味歸脾湯　加味逍遙散方見肉瞤

本事枳殼散方見前症　柴胡梔子散方見發熱　四味茱連丸方見噫氣

八味地黃丸方見腎臟

不寐

經曰陽明胃脉也胃者六腑之海其氣亦下行陽明逆不得從其道故不得臥也又曰胃不和則臥不安夫人身之衛氣晝則行於陽夜則行於陰陽主動陰主靜寤則魂魄志意散於腑臟發於耳目動於肢體而為人身指使之用寐則神氣各歸五官

而爲默運之妙矣若脾胃氣盛則腑臟調和水穀之精各各融化以爲平和之氣若胃氣一逆則氣血不得其宜腑臟不得其所不寐之症由此生焉當用四君遠志酸棗仁肝腎虛熱者六味丸心血不足者真珠母丸思慮過度者歸脾湯精神短乏者人參養榮湯病後餘熱者酸棗仁湯膽虛不得眠者人參竹葉湯肝火不寧者加味小柴胡湯振悸不得眠者四君生薑酸棗仁夜啼驚哭不寐參詳别症當參求之

治驗

一小兒患瘡潰後飲食少思倦怠不寐先用四君茯神當歸陳皮飲食頗加仍佐以八珍散爲末時服錢許漸得寐又因驚汗出發熱不止用異功散加柴胡山梔丹熱頓止仍服四君八珍之藥得寐又飲食停滯腹痛吐痰不寐汗出用六君

柴胡升麻山查而安

一小兒十四歲勤於功課徹夜不寐飲食無味早間用補中益氣湯午後用異功散飲食漸有味夜稍得寐仍用補中益氣湯八味湯而愈畢姻後不寐兼遺精盜汗用補中益氣湯六味地黃丸而愈

一小兒痢後不食少寐或兼盜汗先用異功散加升麻當歸飲食漸進佐以補中益氣湯稍得寐四年後因用心記誦患自汗不寐飲食甚少用補中益氣湯加味異功散而愈

一女子十七歲喪母過哀不寐發熱或寒熱此脾血虛而火動也用加味逍遙散加味歸脾湯治之尋愈後因飲食怒氣不寐腹痛先用六君柴胡升麻而痛止仍用前二藥而得寐

仲景酸棗湯治虛勞虛煩不得眠

酸棗仁炒一錢　甘草　知母炒　茯苓

芎藭　生薑各五分　右水煎服

本事鱉甲丸治膽虛不得眠四肢無力

鱉甲　酸棗仁炒　羌活　黃芪炒

牛膝酒炒　人參各一兩　五味子

右為末煉蜜丸梧子大每服三四十丸溫酒下

聖惠治骨蒸勞熱煩心不得眠用酸棗仁三錢水煎熟下地黃

汁一蛤蜊食之

本事真珠母丸治肝膽二經因虛內受風邪臥則魂散而不守

狀若驚悸

真珠三分研細　當歸　熟地黃各一兩半　人參

酸棗仁炒　柏子仁各一兩　犀角　茯神

[illegible]　龍齒兩各半

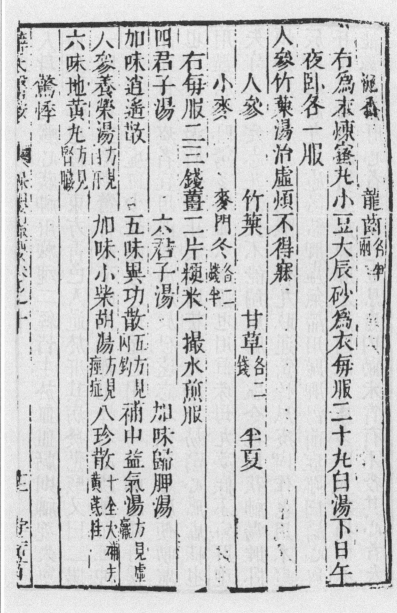

右為末煉蜜丸小豆大辰砂為衣每服二十丸白湯下日午夜卧各一服

人參竹葉湯　治虛煩不得寐

人參　竹葉　甘草各二錢　半夏

小麥　麥門冬各一錢半

右每服二三錢薑二片粳米一撮水煎服

四君子湯　六君子湯　加味歸脾湯

加味逍遥散　五味異功散五方見內釣　補中益氣湯方見虛羸

人參養榮湯方見自汗　加味小柴胡湯方見痙症　八珍散　十全大補湯　夫黃芪桂

六味地黃丸方見腎臟

驚悸

人身有九藏心藏神肝藏魂二經皆主於血血虧則神魂失寧而生驚悸也經曰東方青色入通於肝其病發驚駭又曰二陽一陰發病主驚駭驚者心卒動而恐怖也悸者心跳動而怔忡也二者因心虛血少故健忘之症隨之用四物安神之類丹溪謂亦有屬痰者宜用溫膽湯加辰砂遠志之類若思慮便動虛也用養心湯時作時止痰也用茯苓丸觸事易驚心膽虛怯也用溫膽湯卧驚多魘血不歸源也用真珠母丸夢寐不寧肝魂失守也用定志丸恐畏不能獨處膽氣虛冷也用茯神湯睡卧煩躁膽氣實熱也用酸棗仁丸眩運驚悸風痰內作也用本事辰砂遠志丸思慮鬱結脾虛氣滯用歸脾湯前症雖曰屬心與肝而血之所統實主於脾脾之志曰思思慮多則血耗損而不能滋養於肝心者脾使之也思慮內動未嘗有不役其心者夫

心爲君火之藏十二官之主也夫君之德不怒而威無爲而治故宜鎮之以靜謐戒之以妄動動則相火翕合煽爍陰精精血既虧則火空獨發是以驚悸怔忡之所由生五志之火心所不能制者矣故治脚者不可不知養心養心者不可不知鎮靜而寡慾然人孰無思也思之正則無妄動之慾矣朱子曰必使道心常爲一身之主而人心每聽命焉此善養於心者也

治驗

一女子素血虛驚悸出嫁後更怔忡晡熱月經過期用八珍湯加遠智山藥酸棗仁三十餘劑漸愈佐以歸脾湯全愈後因勞怒適經行不止前症復作先用加味逍遙散熱退經止又用養心湯而痊

一小兒十五歲徹夜用功記誦去後少寐仍不戒勞患怔忡

發熱不止用歸脾湯爲主佐以八珍湯諸症漸愈後復作服歸脾定志二藥卽愈

一小兒十五歲因用心太過少寐驚悸怔忡惡寒先用補中益氣湯茯苓酸棗仁遠志惡寒漸止又用加味歸脾湯驚悸稍安又用養心湯而愈

一小兒驚悸睡卧不安發熱飲冷用治要茯苓散而愈又因勞役恚怒發熱吐痰自汗用溫膽湯二劑而安又用歸脾湯寧志丸而愈

一小兒十三歲善思多憂體倦發熱心慄畏懼必多人相伴乃止用茯神湯佐以歸脾湯兩月餘漸愈畢姻後前症復作加寒熱頭運先用前二湯而驚悸愈後用十全大補湯補中益氣湯諸症漸愈後因科舉入場勞役朝寒暮熱自服前二

湯各三十餘劑不應時仲秋脉虛大按之微細面白腹痛亦用前方倍加肉桂乾薑四劑亦不應遂以八味丸料煎服四劑稍緩又四劑漸愈乃用八味丸十全大補湯而安

一女子十五歲性沉靜被盜所恐遂驚悸腹脇脹痛寒熱往來不食無寐善思恐懼用酸棗仁丸歸脾湯加味逍遙散而尋愈出嫁後因喪子兼大勞驚悸無寐吐痰發熱飲食少思胸腹膨脹服化痰藥日吐痰四五碗時衎續至京請治余謂脾肺虛寒不能攝涎化食而爲痰也用六君乾薑六劑其痰益甚手足並冷用前藥每加附子一錢仍不應乃用人參一兩附子二錢四劑始稍緩又二劑仍用六君加薑附各五分數劑後易桂治之而愈

溫膽湯治心膽虛怯觸事易驚或夢寐不祥遂致心驚膽懾氣

鬱生涎涎與氣搏變生諸症或短氣悸乏或復自汗膽虛不能制脾則脾之水飲作矣

半夏湯洗　竹茹　枳實麩炒各二兩　橘皮二兩去白

甘草炙一兩　白茯苓一兩半

右每服四錢水一盞半薑五片棗一枚煎七分食前服

寧志丸治心虛多驚若有痰宜吐之

人參　白茯苓　茯神　栢子仁

琥珀　當歸　酸棗仁溫酒浸半日去殼　石菖蒲各二錢

遠志炒各半兩　乳香　朱砂

右爲末蜜丸桐子大每服三十丸食後棗湯下

茯神散治五臟氣血虛弱驚悸怔忡宜用此安神定志

茯神去木　人參　龍齒另研　遠志去心

桂心　防風　獨活　酸棗仁

細辛各　白术三錢炒各　乾薑一兩炮三

右為末每服四五錢水煎服蜜丸亦可

治要茯苓補心湯治心氣不足喜悲愁怒衄血面黃五心煩熱或咽喉間痛舌本作强方見痛

茯神湯治膽氣虛冷頭痛目眩心神恐畏不能獨處胸中煩悶

茯神去木　酸棗仁炒　黃芪炒　梔子仁炒

白芍藥炒　五味子炒杵　桂心　熟地自製

人參各一兩　甘草炒五錢　右每服五錢薑水煎

酸棗仁丸治膽氣實熱不得睡卧神志不安驚悸怔忡

茯神去木　酸棗仁炒　遠志去心　栢子仁炒

防風各一兩　枳殼麩炒　生地黃杵膏各半兩

青竹茹二錢五分

右爲末蜜丸梧子大每服七八九十丸滚湯下

定志丸治心神虛怯所患同前或語言鬼怪喜笑驚悸

人參　茯苓各一兩五錢　菖蒲　遠志去心各一兩

右爲末蜜丸如前服

治要茯苓散治心經實熱口乾煩渴眠卧不得心神恍惚

茯神　麥門冬各一兩半　通草　升麻各一兩二錢半

紫苑　桂心各七錢五分　知母一兩　大棗十二枚

淡竹茹五錢　赤石脂一兩七錢五分　右每服一兩水煎

朱雀丸治心病怔忡不止

白茯苓二兩　沉香半兩

右爲末蜜丸小豆大每服三十丸人參煎湯下

世傳蜜陀僧散治驚氣入心絡不能語者昔有人為狼及犬蛇
所驚皆以此而安

蜜陀僧研極細末如粉　右茶清調一錢七

丹溪朱砂丸治勞役心跳

硃砂　當歸身　白芍藥　側柏葉各三錢

川芎　陳皮　甘草　黃連炒各一錢半

右用豬心血為丸粟米大每服百丸龍眼湯下

本事辰砂遠志丸消風化痰鎮心安神

人參　石菖蒲去毛　遠志去心　茯神各一兩

川芎　山藥　白附子　麥門冬

細辛　鐵粉　辰砂各五錢

右為末用生薑汁入水糊丸菉豆大以朱砂為衣每服一二

十九臨睡生薑湯下

歸脾湯　六君子湯　加味逍遥散三方見內傷

補中益氣湯方見虛癆　真珠母丸方見不寐　十全大補湯

八珍湯二方見自汗　養心湯方見驚癇

吞酸

吞酸之症有二熱與寒也經曰諸嘔吐酸皆屬於熱東垣曰病機作熱攻之誤矣濁氣不降寒藥豈能治之二說似乎矛盾而實一也素問言熱者所以指其末也東垣言寒者所以指其本也丹溪用吳茱萸之法亦嘗謂之寒矣然亦當分其虛實而治之若煩熱作渴好食吹物飲食易化是爲實火內熾而胃經熱也宜用清凉飲之類若不渴喜食熱物飲食難化是爲虛火所致而胃經寒也宜用香砂六君子湯之類故東垣云邪熱不殺

敎人誤認爲實熱槩用寒涼之劑而變爲中滿嘔吐反胃之症者皆末傳寒中之敗症也可不慎歟

治驗

一小兒吞酸用六君子湯而愈後傷食復作兼瀉先用五味異功散加升麻乾薑瀉頓止又以六君子煎送四味茱萸丸而愈

一小兒吞酸噯腐發熱口渴先用保和丸二服以消宿滯又用六君木香乾薑以温養中氣而愈後傷冷粉腹脹痛余用異功散加乾薑諸症漸愈用補中益氣湯加木香將愈又傷食吞酸腹痛用六君木香二劑痛止又四劑而愈

一小兒吞酸喘嗽腹脹面白兼青余謂脾肺之氣虛先用補中益氣湯加茯苓半夏二劑喘脹悉愈又用六君子湯及五

味異功散而愈

一小兒十三歲吞酸每食碗許稍多則瀉或腹脹面色黃或青白此脾肺虛肝木所勝用六君乾薑柴胡升麻間佐以補中益氣湯而痊畢姻後兼勤於功課仍吞酸唾痰服清熱藥大便不實嗜臥少食而似肉瘦用前藥各百餘劑而痊

一女子吞酸唾痰恪用清氣化痰之藥余謂屬中氣虛不信後覺肚腹腫脹大小便淋瀝而歿

六君子湯加木香砂仁名香砂六君子湯　異功散二方見內釣

補中益氣湯　保和丸二方見虛羸　四味茱連丸方見噫氣

脾弱多困

丹溪云脾具坤靜之德而有乾健之運夫胃陽也主氣脾陰也主血胃司納受脾司運化一納一運化生精氣清氣上升糟粕

下降納五穀化津液其清者爲榮濁者爲衛陰陽得此謂之榮衛
篇故東垣以脾胃爲五臟之根本也脾氣既弱則健運之令不
行化生之功已失職而嗜臥多困所由生焉法當溫補益脾胃
氣既旺則臟腑清陽之氣升舉易於運行又何困倦之有哉
用四君子加木香半夏白朮倍之薑棗煎服誠良法也若脾虛
好睡多驚則是心血虛而火動之宜安神養血若因心脾氣虛
有痰者宜用人參五味子茯苓以補心氣當歸芍藥酸棗仁以
養心血橘紅半夏以開痰若因脾肺氣虛胸膈有痰用補中益
氣湯以健脾胃膽星天竺丸以化痰涎若因飲食停滯而作用
四君子湯以益脾土山查神麯以消飲食若因脾虛而好睡用
五味異功散以補脾氣當歸芍藥以生脾血芍藥須用酒拌炒
黃不則酸寒傷脾此假熱以對假寒也若乳母飲酒致兒昏醉

好睡者以乾薑陳皮煎湯解之不應用異功散加乾葛即愈矣

治驗

楊永興子年七歲嗜臥兼驚久不愈余曰好睡是脾氣虛困也善驚是心血虛怯也此心火不能生脾土子母俱病用補中益氣湯及六味地黄丸加鹿茸而愈

一小兒因母醉後飲乳困睡不醒遍身如丹瘤先君謂酒毒爲患用葛花解酲湯令子母俱服之而愈

一小兒病後嗜臥飲食少思面色痿黄中隱青色用五味異功散加柴胡升麻爲末每服錢許日二三次月餘稍愈又飲食過多更患嘔吐手足並冷飲食頓減先用六君子湯加升麻柴胡木香乾薑二劑諸症漸愈又用補中益氣湯爲末日服二三次月餘而安

一小兒九歲患痢後嗜臥唾痰服化痰藥吐痰益甚而臥床三年矣面色瘦黃兼白或時青赤右關脉微細左關脉弦數余謂肝火乘脾用六君升麻柴胡三十餘劑而稍健乃以補中益氣湯間服又各三十餘劑而少坐又五十餘劑而痊

一女子十一歲患痢後嗜臥唾痰飲食難化胸腹膨脹服化痰利氣之劑益甚余謂悉屬脾胃氣虛而飲食化痰也朝用補中益氣湯夕用五味異功散兩月而愈又傷食吐瀉用六君子湯月餘不應乃以人參五錢乾薑五分薑棗煎服百餘劑始應仍用補中益氣異功散而痊

膽星天竺丸治小兒痰涎上壅喘嗽不休

牛膽南星一兩　半夏湯泡去皮臍薑汁製　白附子湯泡去皮臍各五錢

天竺黃三錢　天麻　防風各二錢　辰砂一錢另研水飛

右爲末甘草湯爲丸芡實大每服一丸空心薄荷淡薑湯下化

五味異功散　六君子湯　四君子湯（三方見內釣）

補中益氣湯（方見虛羸）　六味地黃丸（方見腎臟）　葛花解醒湯（方見熱吐）

尋衣撮空

尋衣撮空許叔微謂之肝熱夫肝主筋筋脉血枯而風引之故手指爲之撮斂也宜確服六味地黃丸間有回生之功錢仲陽用瀉青丸此治肝經實熱蓋尋衣撮空皆病後之敗症耳求其實熱則百無一二矣治者審之王海藏治血脫尋衣撮空摸床手揚搖頭錯語失神脉弦浮而虛血脫內躁熱之極也氣粗鼻乾此爲難治用生地黃連湯主之

治驗

王少參孫女年十二歲脾胃素弱後成疳症發熱小腹膨脹

堅直大便溏瀉氣喘咳嗽循衣摸床不睡鼻塞眼暗譫語其脉大而無根用人參一兩附子三分腹脹漸減脉漸斂然猶尋衣撮空鼻孔出血用六味地黃丸料二服如脫乃晝服獨參薑附湯及服地黃丸料脉漸有根諸症漸愈又用六君子補中益氣湯而痊詳見發熱

一小兒停食夜驚腹痛服消食丸瀉數次尋衣撮空面青黃或色白此脾土受傷肺金休囚肝火旺而然耳先用異功散加升麻以補脾土用六味地黃丸料以滋肝血稍定各二劑漸愈却用補中益氣湯六味地黃丸間以異功散而痊

一小兒受驚駭恪服鎮驚化痰等藥忽患前症眼上面痿黃或兼青赤此肝經陰血虧陽氣旺而生風耳當滋肝腎益脾肺遂用異功散而痊

一小兒面痿黄患瘰癧忽發面色青赤此脾氣虛木火相搏而爲患也用補中益氣湯佐以柴胡山梔散二服加味消遥散三服諸症漸退又以地黄丸而遂痊

一小兒流注出膿甚多患前症此元氣虛弱內熱而變耳用八珍湯異功散各數劑方稍緩又數劑而安又補中益氣湯而愈

一小兒膝癰誤觸其膝出血甚多患前症惡寒面白此陽隨陰散而虛寒用十全大補湯加附子三分四劑未應用人參一兩附子五分薑棗煎服稍退又二劑頗退乃朝用異功散夕用八珍湯而安

一小兒傷風表汗後患前症惡風面白手足冷用補中益氣湯加五味子汗頗止而諸症漸退又用四劑而安乃十全大

補湯而愈

生地黃連湯　治血脫尋衣撮空摇頭妄語

川芎　生地黃　當歸各七錢　赤芍藥

梔子　黃芩　黃連各三錢　防風一錢五分

右每服三錢水煎服

加味逍遥散　異功散　六君子湯三方見內釣

地黃丸方見腎臟　補中益氣湯方見虛羸　柴胡梔子散方見發熱

瀉青丸方見肝臟　八珍湯　十全大補湯二方見自汗

喜笑不休

經曰心藏神有餘則笑不休又曰在臟為心在聲為笑在志為喜又火太過曰赫曦赫曦之紀其病笑譫狂妄又曰少陰所至為喜笑又云精氣并於心則喜此數者皆言屬心火也若笑不

者[illegible]此水乘於火陰擊於陽陽伏熱生狂妄譫語不
[illegible]之損失漏泄[illegible]其太脣口赤色者可治青黑者死若皆
水虧[illegible]火而囂笑不休者宜用六味地黃丸肝火熾盛能
[illegible]不[illegible]清肝散餘兼別症各從其症治
[illegible]可飲冷手足並熱先用黃連瀉心
[illegible]此料煎服頓愈常服此丸則
[illegible]服愈安
[illegible]經風熱所致也用柴胡梔
子[illegible]地黃[illegible]熱先用加味柴胡
湯又用[illegible]

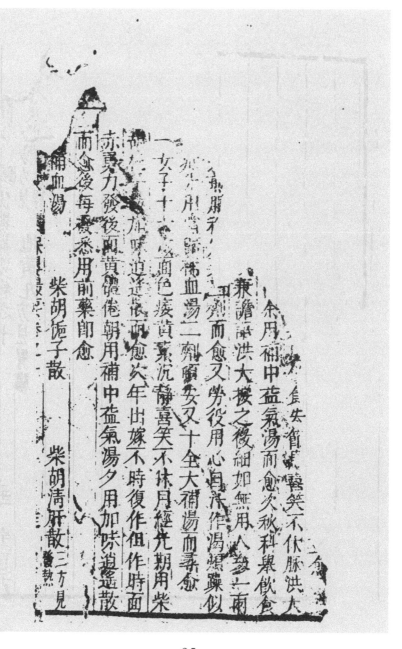

食失宜喜笑不休脉洪大
余用補中益氣湯而愈次秋科舉飲食
兼譫語脉洪大按之微細如無用人參一兩
□熱服者二劑而愈又勞役用心自汗作渴煩躁似
□□□用當歸補血湯二劑頓安又十全大補湯而尋愈
一女子十七歲面色痿黄素沉靜喜笑不休月經先期用柴
胡□□加味逍遙散而愈次年出嫁不時復作但作時面
赤勇力發後面黄體倦朝用補中益氣湯夕用加味逍遙散
而愈後每發悉用前藥即愈
補血湯　柴胡梔子散　柴胡清肝散三方見發熱

醫便摘要卷之十　三　五百七十

湯方見燥

地黄丸方見腎臟

保嬰撮要卷十一續集　薛氏醫按

吳郡薛　已著　　江都吳中珩校

腫瘍一

腫瘍者以瘡瘍未潰而言也經云形傷痛氣傷腫又云榮氣不從逆於肉裡乃生癰腫皆因稟受胎毒或乳母膏粱厚味七情陰火或兒食炙煿甘美積毒氣血不和所致當分其經絡所屬五臟相勝與元稟虧損預爲審用攻補調和之劑速令散潰尤當審其勢之腫漫色之赤白與痛有微甚毒有表裡若腫高焮痛便利調和邪在表也宜表散之腫硬痛深大便秘澀邪在內也宜下之外無拘急內則便利調和者邪在經絡也宜調榮衛腫焮大痛或麻木不痛邪氣凝滯也用隔蒜灸及活命飲若煩躁飲冷赤痛發熱二便不通者火熱內熾也用清涼飲活命飲

加大黃尤善若微腫微痛或不痛陽氣虛弱也用參芪托裡散
微焮微赤或不赤陽氣虛寒也用加味托裡散若惡寒而不作
膿或膿熟而不潰者陽氣虛也用加味托裡散如此則未成者
自能消散已成者自能潰腐尤當別其屬陰屬陽或半陰半陽
而治之若泥於腫瘍禁用辛熱之說不分受症之因兼症之經
緊行敗毒泛擾諸經誅伐無過以致不能起發或不能腐潰收
斂變症莫能枚舉癰疽論云腫瘍內外皆壅宜以托裡表散為
主但兒腫痛熱之脉症虛弱便與滋補氣血無虧可保終吉嬰
兒有疾兼調其母若腫瘍之際治失其法必致潰瘍之變症此
推內經之微古而生平之微驗者尤當觸類而長愚奚庸贅

潰瘍二

潰瘍者以癰疽膿潰而言也膿潰而腫消痛止者為順若膿潰

瘡痛或發寒熱者氣血虛也用十全大補湯膿潰欲嘔少食脾胃虛弱也用六君炮薑手足並冷者脾氣虛寒也用六君薑桂如不應急加附子膿潰而仍痛或二便秘濇者熱毒未解也用清熱消毒散熱退而渴不退津液不足也用八珍加黄芪麥門山茱萸熱止而小便頻數腎虛也用加減八味丸料若熱不止或膿痛反甚虛熱內作也用人參黄芪湯或熱退而肌肉不生者氣血俱虛也用十全大補湯瘡色夭白或陷下不斂寒氣所襲也用五味異功散佐以豆豉餅膿血過多煩躁不安乃亡陽也急用獨參湯尤當審其腫之軟硬飲食冷熱與膿之稀稠多少肉之赤色微甚青黯及瘡口之收斂遲速而投托裡消毒調補之劑庶無變症癰疽論云潰瘍內外皆虛宜以托裡補接為主蓋潰瘍之變症因由於腫瘍之際治失其宜虧損元氣之所

致治者誠能謹之於始則無後變之患矣

胎毒發丹

胎毒發丹者因胎毒內伏或頻浴熱湯或著烘衣或乳母飲食七情內熱助邪爲患發於頭面四肢延及胸腹色赤遊走不定古人云從四肢起入腹囊者皆不治當急令人隨患處遍吮毒血各聚一處砭出之急服活命飲惟百日內忌砭以其肌肉難任也若發散過劑表虛熱而赤不退者用補中益氣湯加防風白芷寒凉過劑胃氣受傷而熱赤不退者用異功散加柴胡升麻或兼發搐等症用四君升麻當歸鈎藤鈎若復行攻毒必致不起頭額間患者當卧鐮砭之史少參孫二歲丙申正月陰囊赤腫余作胎毒治瘥後患發熱痰盛等症診其母有鬱怒血熱用解鬱凉血之藥子母俱服而愈至六月初患吐瀉兩眼瞤動

或投參朮之類不應以爲慢驚而欲用附子藥請余議其寅卯關脉赤此屬風熱傷脾用柴胡清肝散加鈎藤鈎木賊草一劑即愈丁酉正月初旬頭患熱毒膿出貼藥忽暴風啟戶即時發熱翌日頭面黯腫如斗兩耳厚寸許此風邪上攻血得熱而沸騰也急砭兩額出黑血三盞許隨用清熱化毒湯黯腫十退七八翌日復砭則血不甚黑矣仍以前藥去牛蒡子加熟地黄而愈此症若不行砭法或作破傷風治必死

一小兒四肢患之外勢雖輕內則大便秘結此患在臟也服大連翹飲敷神効散而瘥

一小兒患之赤暈走徹遍身難以悉砭令人吮四肢胸背數處使毒血各凝聚而砭之先用活命飲末酒調二服又以金銀花甘草節爲末用人乳汁調服漸愈月餘後兩足皆腫仍砭之服

前藥而瘥數日後兩足復赤或用犀角解毒丸之類致乳食不進肚腹膨脹此復傷脾胃而然也敷神功散服補中益氣湯加茯苓而瘥

一小兒腿如霞片遊走不定先以麻油塗患處砭出惡血其毒即散用九味解毒散而安

一小兒臂患之砭出毒血而愈或惑於人言服護心散以杜後患服之吐瀉腹脹患處復赤手足並冷余謂此脾胃虛弱前藥復傷用六君子湯一劑須愈又以異功散加升麻柴胡而瘥

一小兒患此砭之而愈但作嘔不食流涎面黃余謂此脾氣虛弱用異功散加升麻治之吐止食進又用補中益氣湯涎收而安

一小兒患此砭之而愈翌日發搐作嘔手足並冷此胃氣虛而肝木侮之用異功散加藿香木香諸症頓止又用異功散加升

麻柴胡而痊

一小兒患此砭之而愈但面赤作嘔飲冷余謂胃經熱毒未解先用仙方活命飲又用清熱消毒散各一劑而愈

一小兒腿上患之神思如故乳食如常余謂毒發於肌表令急砭出毒血自愈不信外敷寒凉內服峻劑腹脹不乳而死

一小兒遍身皆赤砭之投以解毒藥而愈

一小兒患此二便不利陰囊肚腹俱脹急用砭法隨以活命飲加漏蘆木通大黄爲末時用熱酒調服至兩許二便俱通諸症頓退却去三味仍前時服而愈

一小兒患此二便不利腹脹咳嗽用活命飲加漏蘆木通麻黄爲末時時熱酒調服二便隨通遍身出汗諸症頓退鼻息似絶無氣以動時或似躁此邪氣去而元氣虚也急用當歸補血湯而愈

砭法治丹毒赤色遊走不定令口吮毒血各聚一處用細磁器擊碎取有鋒芒者以筯頭劈開夾之用線縛定兩指輕撮筯頭稍令磁芒對聚血處再用筯一根頻擊刺出毒血輕者止用口吮出毒用藥敷之如患在頭者不用砭法止宜用針卧倒挑患處以出毒血遲則毒血入腹而難起矣

神功散治丹毒取効若砭後毒甚者宜用如毒輕者砭後不可用恐砭處皮膚既破草烏能作痛也

仙方活命飲

清熱化毒湯　清熱消毒散　柴胡清肝散

補中益氣湯　小柴胡湯　大連翹飲

柴芍參苓飲　九味解毒散

傷食發丹

傷食發丹者因脾胃之氣未充乳食過多不能運化蘊熱於內而達於肌表也若因乳食停滯者先用保和丸消之大便秘結量加大黃通之乳食既消而丹尚作者用清中解鬱湯治之丹邪既去而乳食不思者用五味異功散補之發熱作渴或飲食少思者用七味白术散補之大凡飲食厚味所致者赤暈或行而緩慢若飲燒酒或誤吞信石所致者遍身赤暈其行甚速又有瘡瘍發焮周圍有赤暈其熱消散或膿出自退凡此俱忌砭法皆宜安裡爲主不可攻伐若自吐瀉亦不可止之吐瀉中有發散之意因飲燒酒者飲冷米醋一二杯解之此神妙之法也因母多食炙煿膏粱或飲燒酒或服辛熱燥藥或鬱怒傷肝脾致兒爲患者當察胎熱毒瘡瘍治之

一小兒面赤皎白手足常冷傷食患丹余謂此因脾胃虛弱不

信另用尅伐之劑更吐瀉腹痛吐涎不乳口舌生瘡此脾胃復傷而虛寒格陽在外非實熱也先用六君薑桂又用五味異功散而愈

一小兒每停食發赤暈此脾虛食鬱用清中解鬱湯而愈越月忽搖頭咬牙痰甚發搐嘔吐酸腐此食鬱傷脾也待其吐盡翌日少與白术散而愈又服前散月餘遂不復患

一小兒停食便秘四肢赤色此飲食蘊熱於內用枳實黃連厚朴山查神麯而便通赤解更頭暈咳嗽此脾氣虛而不能生肺金也用六君桔梗以補脾肺山查神麯以消飲食而痊

一小兒患此服發表之劑手足抽搐服驚風之藥目瞤痰甚余謂脾胃虧損肝木所勝之虛象無風可祛無痰可逐用六君子湯一劑而安再劑而痊

一小兒停食服通利之劑患丹作嘔腹脹此脾氣復傷也用補中益氣湯五味異功散而愈

一小兒因母食炙煿酒麵兩臂前臁各漫腫一塊有根四畔赤暈相鬭余謂患處屬胃經因胃經積熱而爲患也用清胃瀉黄二散治之而消設謂丹毒輒用砭法及敗毒之藥反促其危矣

一小兒因母飲燒酒其子身赤如丹毒三日間皮膚皆潰煩躁發熱飲冷作渴令飲冷米醋即日並安却服金銀花甘草末而愈

一小兒患瘧服信石之藥遍身赤痛煩躁昏憒用米醋一杯冷灌而甦良久遍身如故又用金銀花甘草爲末每服一錢米醋調下三服而安

一小兒五歲忽吐瀉又俄頃胸腹赤色見遂遍身俱赤余意其中信石之毒而然若胎瘡食毒則無此急速乃灌冷米醋一杯

吐瀉即止少刻赤漸退半日始甦其形尚似死又用羊血接其元氣而愈

保和丸方見虛羸　瀉黃散方見脾藏　清胃散

加味歸脾湯　六君子湯方見天釣三　清中解鬱湯方見

七味白术散方見積滯

胎毒瘡瘍三

寶鑑云初生芽兒一塊血也無形症也無脉有驚即係是胎驚有熱即係是胎熱嬰兒寶與乳母一體凡患瘡疾但審乳母肝經有熱用加味小柴胡湯之類肝經虛熱用加味逍遙散之類腎水不能生肝用地黃丸心經積熱用柴胡梔子散心經虛熱用茯苓補心湯膏粱積熱用東垣清胃散脾經鬱熱用錢氏瀉黃散脾經虛熱用錢氏異功散若服犀角丸化毒丹外敷寒凉

之藥復傷生氣乃促其危也

一小兒生下耳前腫一塊如小栗旬餘色赤腫高觸之則哭此屬膽經部位診乳母果肝膽經脈數此稟生母肝火所致乳母有肝火而益甚也又數日作炒不安手足時搐此因作膿焮痛而然又三日早間以指微按瘡頭腫隨指復起其膿已成也至午瘡頂起薄皮膿已熟也點代針膏將晚出膿兒頓安腫赤頓消此瘡家最善症也貼太乙膏以護風寒乳母服逍遙散而愈

一小兒生下臂外臁腫一塊寸許月餘忽赤腫二寸許外赤暈勢欲走散此膿毒內蝕針之隨出膿赤暈退兒即安診乳母肝膽脈弦數按之有力先用加味小柴胡湯加黃連二劑去黃連又二劑却用加味逍遙散與乳母服兒尋愈

一小兒生下大腿腫寸許一塊面目色白將朞敷藥而潰膿水

清稀一春而未愈後呵欠咬牙此稟腎虛朝用補中益氣湯夕用地黃丸料與母子同服半杯年餘而愈

一小兒生下左脇間一塊漫腫無頭肉色不變敷鐵箍散潰而膿清欲嘔余謂稟肝經氣滯而脾氣虛不能愈也先用異功散加柴胡升麻以補脾胃又以托裡散加柴胡山梔以托裡清肝其子亦飲數匙二月而愈

一小兒生下小腹患腫一塊年餘不潰寒熱往來此稟肝火而然也其母果經事不調內熱體倦用地黃丸八珍湯與其服子日服半杯尋愈

一小兒生下胸脇間腫赤年餘不消余謂稟肝血熱但治其母不信另用鐵箍散犀角丸作嘔不乳此胃氣虛而復傷余用五味異功散救子之胃氣用加味逍遙散治母之肝火頓愈

一小兒生下遍身無皮色赤原母素食膏粱之物以寒水石一兩炒焦黄栢二兩淨黄土四兩俱爲細末時敷遍身母服清胃散加漏蘆五日赤少淡却用黄土五兩炒焦黄栢一兩敷之母服加味逍遥散又三日赤頗淡水頗少又三日但敷黄土一味鉧服八珍湯加牡丹皮柴胡而愈

一小兒生下有疥癬其母素鬱怒用消毒散以當歸膏調敷母服加味逍遥散加漏蘆及加味歸脾湯而愈後復發爲母食膏粱用清胃散及敷前藥而愈

一小兒生下有痔瘡三歲後作痛服化毒丹犀角丸以治大腸之火更腹痛作瀉呵欠仍欲治火余曰呵欠咬牙屬肝經之症內經云因而飽食筋脉横解腸澼爲痔此稟肝火爲患兒服地黄丸母服逍遥散加漏蘆而愈

一小兒陰囊赤痒或時如無皮狀兩目常閉服化毒丹益甚余曰化毒丹犀角丸治脾胃實火之劑前症乃稟肝腎經陰虛也不信仍服之幾危余用六味地黃丸四味肥兒丸母服加味逍遙散而痊

一小兒生下陰囊赤腫余謂稟腎肝陰虛不信另用化毒丹之類前症益甚更嘔吐不乳手足並冷此脾胃被傷先用五味異功散母用大劑地黃丸料加炒黑黃栢及漏蘆與數劑而消其時悉是症服化毒丹敷涼藥者俱不救

一小兒生下臂尖微腫寸許一塊敷鐵箍散服化毒丹越月腫起色赤啼聲不絕以指按之隨手復起此膿內熟而痛也遂針之出稠膿啼聲即止余謂血氣無虧不必用藥彼欲速効另服犀角丸致吐瀉發搐欲投驚藥余曰此因脾胃虧損而內生風

耳急以人參一兩細切和壯婦乳一鍾置粥釜中煮良久取出候乳汁以綿作乳頭樣者醮乳頻與兒吮之一日吮盡却服乳化地黃丸母日服八珍湯加漏蘆不月而愈

一小兒生下臂內臁赤腫二寸許一塊有膿內潰遂針之出膿甚多隨眼閉咬牙余謂眼閉脾氣虛不能開也發搐咬牙乃脾氣虛而肝火動也以人參如前漬乳兒吮母服八珍湯加漏蘆月餘而瘡愈

一小兒生旬餘頭患毒高寸許有赤暈勢危急臥鐮砭出黑血兒即安翌日眉間有患亦有赤暈余意宜即砭之衆議第二日砭之果血凝不出腹脹而殁

敷藥鐵箍散治一切瘡瘍癰疽

芙蓉葉　黃柏　大黃　五倍子

白芨

　　右爲末用水調搽四圍

按前方乃寒凉解熱收斂之劑或有用白蘝商陸根者有用寒水石天花粉者有用蒼耳金銀花者有用　蕉赤小荳者有用草烏白芷之類者皆不分寒熱溫涼之雜餌內經云先腫而後痛者形傷氣也先痛而後腫者氣傷形也又云五臟不和九竅不通六腑不和留結爲癰外科精義云凡瘡瘍高而軟者發於血脉腫下而堅者發於筋脉肉色不變發於骨髓蓋必有諸中而後形諸外故受症之經與所患之位各有不同豈宜一槩外敷凉藥惟脾胃無虧血氣不和者庶幾有効若服化毒之類脾胃復傷運氣凝滯亦不能消矣至如疔瘡之類正欲宣拔其毒若復用前藥肌肉受寒血氣凝滯必致毒氣入內而不救治法必察其腫之高漫色之赤白痛之

微甚作膿之難易出膿之稠薄生肌之遲速以別其屬陰屬陽或半陰半陽或純陰純陽而用相宜之藥以涼之熱之和之又當審受症之傳變五臟之相勝而以調補脾胃爲主庶不致變惡症也

五福化毒丹　治胎毒及痘後頭面生瘡眼目腫痛

生地黃（杵膏）　熟地黃（自製杵膏）　天門冬（去心杵膏）　麥門冬（去心杵膏）

玄參（各三兩）　甘草　甜硝（各二兩）　青黛（一兩五錢）

右爲末煉蜜丸如芡實大每服一丸白滚湯化下甜硝即朴硝以滚湯製過者便是

按前症服此而發搐痰喘者皆中氣受傷而變虛熱也急服五味異功散若手足並冷者中氣虛寒也前湯加薑桂多有生者

犀角消毒丸治積熱及痘疹後餘毒生瘡

生地黃　防風　當歸　犀角屑鎊

荆芥穗各一兩　牛蒡子杵炒　赤芍藥　連翹

桔梗各七錢　薄荷　黃芩　甘草各五錢

右爲末煉蜜丸如芡實大每服一丸薄荷湯化下

按前二方善損中氣傷陰血若大人形病俱實脾胃健旺者庶可用之恐芽兒臟腑脆嫩不能勝此經云氣主噓之血主濡之氣者胃中冲和之元氣若胃氣一傷不能噓濡消散膿已成者不能腐潰膿已潰者不能生肌收斂因而難治甚致不起不可不慎也

八味茯苓補心湯治心氣不足血氣不和而患瘡症

愚製

茯苓　酸棗仁炒各二錢　五味子炒　當歸各一錢

人參一錢五分　白术炒一錢　菖蒲五分　遠志去心六分

甘草炒五分　右作二三服水煎

柴胡梔子散方見脇癰　托裏散方見熱毒

熱毒瘡瘍四

熱毒瘡瘍因食膏粱厚味或乳母七情鬱火所致若腫焮作痛氣血凝滯也用仙方活命飲口渴便秘熱毒內蘊也用四順清涼飲佐以如聖餅熨硬色赤熱毒凝聚也用活命飲佐以隔蒜灸腫焮不消欲作膿也用托裏消毒散不成膿或成膿不潰氣血虛也用八珍湯潰而肉赤不斂脾血虛也用四物參术肉白而不斂脾氣弱也用四君芎歸食少體倦而不斂脾氣虛也用六君當歸升麻凡藥對症無有不愈設或妄行攻毒元氣虧損

則變惡症而難治矣大抵瘡瘍屬腑者易治元氣無虧者不治自愈屬臟者難治元氣虧損者則變爲惡症誤行尅伐元氣虧損尤難療理故切不可用峻厲之劑觀東垣丹溪云但見腫痛參之脉症虛弱便與滋補血氣無虧可保終吉若用驅逐敗毒不免有虛虛之禍矣

一小兒患之腫硬敷服敗毒之藥腫益甚更作嘔視其寅關脉青赤此肝經風熱之毒中氣復傷而然也用五味異功散加柴胡升麻再用補中益氣湯加白芷桔梗而愈

一女子十歲發于下連頂赤腫寒熱頭痛恪敷鐵箍散此少陽膽經火症內作非鐵箍散所能愈余用梔子清肝散而愈

一小兒所患同前右關脉數按之則弦作嘔懶食此肝木尅脾土所致用小柴胡湯去黄芩加茯苓芍藥而愈

一小兒患之余謂稟肝脾氣滯不信用鐵箍散敷貼角弓反張
少食手足並冷此脾胃復傷也予用五味異功散加木香升麻
加味逍遙散加味歸脾湯而消
一小兒缺盆患之內外敷服敗毒之藥發熱腫痛按之則軟此
膿內潰也喜其右腮白左腮黃乃脾肺相生其病易愈遂針出
膿用托裏散而愈
一小兒頭面患之服清胃之藥腫痛益甚余謂毒氣熾盛而瘀
血不散也用仙方活命飲二劑而愈後因傷食朝寒暮熱頭面
仍患之服降火之劑口舌赤腫手足並冷余謂胃氣復傷而虛
寒也用五味異功散而愈
一小兒頭患癤甚多寒熱作痛時季夏乃形病俱實先用人參
敗毒散加黃連香薷一劑其痛頓止次用仙方活命飲末三服

大者出膿小者自消後食厚味復發用淸胃散活命飲各一服
而愈
一小兒素食炙煿不時患之此膏粱積熱所致用淸胃瀉黃二
散將愈又停食服巴豆之藥口舌赤爛頭面生瘡此胃氣復傷
而內熱遂用人參安胃散而愈
一小兒不時患之兼頰側結核此肝疳之症先用龍膽瀉肝湯
二劑以治肝火又用四味服兒丸五味異功散加升麻柴胡消
疳健脾而愈
一小兒素有肝脾之症患瘡甚多用仙方活命飲二劑腫痛頓
退又用四味肥兒丸五味異功散加柴胡升麻而愈其時同患
此症用犀角丸化毒丹傷其脾胃者俱致不起
一小兒頭面患之腫痛焮作屬胃經熱毒先用仙方活命飲未

次用清胃散而痊後口舌生瘡別搽末藥腹痛重墜作瀉不食手足指冷余謂脾胃虛寒用異功散加升麻而痊

一小兒十二歲胸前患此腫焮作痛外敷鐵箍散內服犀角丸腹中寒痛驗之膿已成先用五味異功散再用托裏消毒散膿自出却用托裏散而愈

一小兒臂患毒漫腫微痛敷鐵箍散時欲嘔吐胸腹痞滿手足並冷此脾氣虛寒也症屬半陰半陽鐵箍散乃純陽之藥非其所宜遂敷冲和膏服六君乾薑而消盖小兒元氣易實易虛用寒藥敷貼逼毒入臟而不能救者多矣

仙方活命飲

金銀花　陳皮各三錢　皂角刺炒　穿山甲蛤粉同炒

防風　没藥　白芷　乳香

當歸各一錢　貝母　天花粉　甘草節

右每服五錢酒煎服嬰兒每服一兩母子同服爲末酒調服

亦可毒在表者加麻黄散下毒在内者加大黄下之當臨證

宜此解毒回生起死之良劑

托裏消毒散治胃經虛弱或因尅伐致瘡不能潰散瘡未成即

消已成即潰腐肉自去新肉自生

人參　黄芪　當歸酒拌　川芎

芍藥炒　白术炒　茯苓各一錢　金銀花

白芷　甘草炙　連翹各五分

右作二劑水煎徐徐服

托裏散治瘡瘍因氣血虛不能起發腐潰收斂及惡寒發熱宜

用此補托之

人參氣虛倍用　黄芪炒　當歸血虛倍用　白术倍用

茯苓　芍藥酒炒各五分　熟地黄二錢生者自製

右作二三劑水煎服

替針丸治瘡疽膿已成不潰者

陳壞米一錢　硇砂五錢　雄雀糞四十九粒直細者是也

右爲末米粥丸麥粒大每用一粒粘瘡頭上以膏藥貼之半晌其膿自出若瘡頭透而膿不出或出而愈痛或發熱血氣虛也用托裏散或作嘔吐痰食少體倦脾氣虛也用六君子

五福化毒丹治熱毒蘊積赤咽乾口舌生瘡或頭面瘡癤譫語不寧方見丹毒瘡瘍

按前方生血凉血解毒寒中之劑形病俱實者殊有良驗但一二丸即止不可過多則反傷元氣變症不可勝言也

天烏散

天南星　赤小豆　草烏　黄蘗各等分

右爲末薑汁米醋調貼患處

四物湯治發熱煩燥或日晡熱若因脾虚不能生血者則用六君子湯之類方見[illegible]前藥方見驚癇

四君子湯治腸胃虚熱唇口生瘡或瘡不消不潰不斂或食少作嘔大便不實若因肝木乘脾土而致者宜加軟柴胡炒黄芩藥方見驚癇

六君子湯治脾胃虚弱飲食少思或大便不調肢體消瘦面色痿黄即四君子湯加陳皮半夏

八珍湯治氣血俱虚成者不能潰潰者不能斂或惡寒發熱或晡熱作渴飲食少思者即四君子四物二湯合用

主理飲治氣血瘡瘍稜腫不能消散若大人發背等症肉死不

□□□加蟾酥方見流注

四順清涼飲　四君子湯二方見腹癰　加味歸脾湯

小柴胡湯　梔子清肝散三方見脇癰　托裏沖和湯方見敷涼藥

五味異功散方見敗毒之藥　加味逍遙散方見發熱不止　人參敗毒散方見發痧

四味肥兒丸方見肝疳　隔蒜灸法方見流注　清胃散方見熱毒口瘡

補中益氣湯方見肌肉不生

胎毒瘰癧　五

胎毒瘰癧者乃稟肝膽二經鬱火氣滯所致蓋肝膽經行人身之側若因肝火動而受患故發於肝膽二經部分當審其因而藥之或因乳母恚怒或血虛內熱者當審其所因而調其母不可用峻厲之藥恐傷元氣也

一小兒落草頸間有癧五枚審其母素多怒時常寒熱或乳間作痛或脇肋微腫悉屬肝膽經症先用小柴胡湯加當歸芍藥寒熱頓退又用加味逍遥散母服兩月餘其兒亦愈

一小兒因乳母肝經有熱耳前後患之用加味逍遥散治其母其兒自愈

一小兒頸間耳下各結核三歲久服消毒之劑患處益甚元氣益虛診乳母素鬱怒致肝脾血虛而有熱用加味歸脾湯為主佐以加味逍遥散母熱漸退却與兒日各數匙兩月餘而愈

一小兒自落草時頸間患有四枚至五歲耳前後如貫珠元氣虛甚寒熱往來飲乳不徹此稟肝膽經氣滯之症用八珍逍遥二散與壯年婦人服之兒飲其乳半載之後兒體漸壯其核漸消又服地黃丸逍遥散而全愈

一小兒頸間結核或發寒熱左頰青額間赤此稟肝心二經之症用加味逍遙散加漏蘆與母服兒日服半蛤許兩月餘核漸消後因母怒發熱兒病仍作先用加味小柴胡湯加漏蘆又用加味逍遙散加漏蘆與母服兩月餘母子俱安

一小兒頸間前後各有一核色如故至週歲母有怒氣各核變赤用加味逍遙散加漏蘆五分十餘劑將愈後因母大怒寒熱往來四肢痠癢其子亦然又用加味逍遙散加漏蘆鉤藤鉤母子並服而安

一小兒生下頸間瘰癧三枚將期敷藥延及耳前余謂此稟肝膽二經所致診其母肝膽脉尚洪數余謂母子一體治其母兒自愈不信另用必效散一服吐瀉並至一夕而歿

小柴胡湯　　加味歸脾湯二方見脇癰

加味逍遙散方見發熱不止　六味地黄丸方見作渴不止

熱毒瘰癧六

熱毒瘰癧乃手足少陽足厥陰三經風熱之症或肝疳食積所致其症發於項腋或耳前後或如貫珠當分表裡虛實若焮赤腫痛者肝經熱毒也用人參敗毒散作痛寒熱者肝火內作也用加味小柴胡湯不消而小便黄肝血虛也用六味地黄丸隱於肉裏而色不變者肝疳內作也用九味蘆薈丸膿成而不潰或潰而不斂者脾氣虛弱也用益氣養榮湯凡此腫焮痛寒熱作渴者屬病氣有餘形氣不足治宜清肝火生肝血腫硬不潰潰而不斂者屬病氣形氣俱虛治宜補腎水實脾土若因乳母恚怒肝火遺患者又當隨所因而治之

一小兒膿水淋漓其核未消發熱憎寒此肝經氣血虛而有熱

也用補陰八珍湯爲主間以清肝益榮湯而愈後復結核小便赤澁晡熱作渴用參朮柴芩湯爲主佐以六味地黃丸料加柴胡山梔及四味肥兒丸而斂

一小兒十五歲患此發熱作渴日晡頰赤脉數無力屬陰虛而有熱用補陰八珍湯五十劑加參芪又二十劑而潰但膿水清稀肌肉不生此脾氣虛弱也以參芪歸朮爲主佐以芍藥熟地麥門五味氣血乃復遂進必効散一服毒下而瘥

一小兒十三歲久不愈寒熱兼作飲食少思此肝火熾而脾胃虛也用益脾清肝散佐以九味蘆薈丸而愈至十六歲陰莖忽瘺服澁補之藥莖竅出臭津舊痕腫痛予用清肝火之藥而愈

一小兒十五歲患此恪用攻瘰前症益甚虛症悉至仍議前法余曰小便頻數肝經陰虛也兩目連劄肝經風熱也作嘔懶食

胃氣虛弱也泄瀉後重脾氣虛陷也遂用補中益氣湯六味地黄丸漸愈又用九味蘆薈丸而消

一小兒項間及四肢結核久潰不斂形體骨立大便不調小便頻數此肝脾疳症用九味蘆薈丸補中益氣湯而愈

一小兒十四歲患此膿水清稀肌體骨立晡熱盜汗口乾欬痰此腎水不能生肝木也用六味地黄丸補中益氣湯三月餘元氣漸服佐以四味肥兒丸而愈畢姻後唾痰體倦發熱作渴此脾肺虛不能生腎水水泛而爲痰用地黄丸補中益氣湯而痊

一小兒患此服尅伐之藥致寒熱腹脹此肝脾疳症先用五味異功散加柴胡升麻佐以九味蘆薈丸漸退又用四味肥兒五味異功散而消

一小兒患此服化痰散堅之藥面色赤白少陽三焦部分兒青

筋攣目劄出淚此肝膽風熱所致脾土虛而肝木所侮也先用補中益氣湯柴胡清肝散加蕪荑核漸消又佐以五味異功散加蕪荑而愈

一小兒九歲患此面色常青腫硬不潰肉色不變乃伐肝化痰余曰常調補肝脾不信果虛症蜂起復請治欲伐肝余曰面帶青色肝虛而本色見也面色變白肺虛而本色見也痰涎上湧脾虛而不能攝也兩目連劄肝血虛而生風也經云胃為五臟之本當先救胃氣遂用五味異功散加升麻柴胡元氣稍復乃朝用補中益氣湯夕用五味異功散佐以九味蘆薈丸面色始黃而核漸消又以四味肥兒丸間服地黃丸而愈

一小兒五歲患此小便白色此肝脾疳症用九味蘆薈丸四味肥兒丸而消因食橙橘二便俱白拗閉結核亦用前丸而愈後

目連項頸間耳後結核用柴胡清肝散蘆薈丸而愈

張閣老姪孫患此久服化痰削堅之劑夜熱吐痰時季夏脈大按之而濇余曰夏月肝症而見肺脈至金旺之時其病必進矣至八月疾甚果不治

一女子十四歲耳下患此服化痰泄氣藥前症益甚諸症並臻余曰此肝膽經虛火之症也前藥乃泛擾諸經無臟不傷者不悟仍服之更四肢發搐目閉口噤余曰此肺經虛肝木動而脾土復傷也當補脾土滋肺金養腎水亦不信後果歿

一小兒四歲患此泛服軟堅伐肝之劑益甚余曰此稟肝經之虛病兼乳母鬱怒所致當調補乳母肝脾滋子之腎水不悟仍用前藥以致不起

四味肥兒丸治食積脾疳面耳口舌生瘡目障雲翳牙齒腐爛

等症方見骨癰門

柴芎參苓飲治肝火血熱遍身搔痒或起赤暈或筋攣結核

柴胡　芍藥　人參　白朮

茯苓　陳皮　當歸各五分　牡丹皮

山梔炒　甘草炒各二分　右薑棗水煎服

神功散治瘡瘍初起腫焮者用之可消加血竭更好毋毒未砭者亦可用之

黄栢炒　草烏生用

右各另為末等分用漱口水調敷常漱口水潤之

清肝益榮湯治肝膽經風熱血燥筋攣結核或作瘰子

柴胡　山梔炒各五分　龍膽草酒拌炒黑五分

當歸　川芎　芍藥各一錢　熟地黄自製

白朮炒　木瓜不犯鐵器　茯苓　薏苡仁各五分

甘草三分　右水煎服

加味小柴胡湯　治肝膽經風熱耳前後腫痛或結核焮痛或寒熱晡熱口苦耳聾等症前方去山梔丹皮即小柴胡湯

柴胡二錢　黃芩炒一錢　人參　半夏各七分

甘草炙五分　山梔　牡丹皮各一錢

右薑水煎徐徐服

九味蘆薈丸　治肝脾疳熱患瘰癧結硬或三焦目生雲翳耳內生瘡或肢體消瘦熱渴少食或肚腹不調牙齦蝕爛下部生瘡等症方見喉痺

必效散　治瘰癧元氣無虧者宜用此方若元氣怯弱者宜先補而後服之瘰毒已下便與滋補無他患若孕婦及虛勞氣

鬱所致者尤不可服世以此方爲良劑故併誌之

南鵬砂二錢五分　輕粉一錢　麝香五分　巴豆五粒去皮心膜

白檳榔一箇　班猫四十箇去頭足翅用糯米炒

右爲末取鷄子二箇去黃用清調藥入殼內以濕紙數重糊口飯蒸熟取出曝乾研細每服五分用炒生薑酒五更調服如毒出小便澁痛用益元散一服其毒出而不痛

益氣養榮湯方見鶴膝風　梔子清肝散方見脇癰

補陰八珍湯即八珍湯加黃栢知母　益脾清肝散方見黃水瘡

驚風結核七

驚風結核屬肝膽二經風木相火用事木旺生風熱同化其病搐掣擾動此乃風熱血燥而然耳蓋風動則肝火盛火盛則肝血內消血不能養筋故筋攣結核如貫珠然頸項兩側正屬肝

臟經部分治宜滋腎水清肝火養陰血壯脾土蓋腎水旺則肝火自清肝火清則陰血自生陰血生則相火自寧火既寧則無熱傷元氣火乘土位之疾矣

一小兒因驚項間結核目劄唇動搖頭抽搐此風木凌於脾土也用皂角子丸補中益氣湯漸愈又用九味蘆薈丸而痊

一小兒甫周歲項間結核兩臂反張索敗毒之藥余意此屬肝經血燥詢之果前患驚風曾服硃砂等藥遂與六味地黃丸滋其肝血數服而愈

一小兒項側結核痰盛發搐服金石香燥之劑手足筋攣此肝血復傷即急驚也遂用加味小柴胡湯加鈎藤鈎山梔芎歸六味丸料加五味麥門而痊

一小兒每受驚項間結核發熱減食睡間四肢微搐此肝木

脾土也用五味異功散加柴胡升麻鈎藤鈎隨愈畢姻後腿臂腕間結核誤服行氣破血藥腿臂筋攣肌體消瘦如瘵症余考績到　京用地黃丸生肝腎之血佐以補中益氣湯補脾肺之氣而愈

一小兒耳前後結核遇驚即痰盛咬牙抽搐摇頭恪服香燥之藥以致慢驚而卒

皂角子丸治肝膽經風熱項脇兩側結核

皂角子仁炒二兩　連翹八錢　當歸　柴胡

芍藥炒　山梔炒　川芎各一兩　桔梗炒

草龍膽酒拌炒黑　甘草炒各四錢

右爲末米糊丸菉豆大量兒大小滚湯下

人參敗毒散治小兒風熱瘙痒頑核毒瘡或解脫衣裳風邪所

傷惡風發熱胸膈生涎頭目不清方見發癰

九味柴胡湯 治肝經熱毒下注患便毒腫痛或小腹脇間結核凡肝膽經部分一切瘡瘍或風毒惡核瘰癧

柴胡五分　黃芩炒五分　人參　山梔炒

半夏　龍膽草炒　當歸　芍藥炒各三分

甘草二分

右水煎服若腫痛色赤元氣無虧者宜用潰後腫消痛止者不宜用大凡腫硬不潰或潰後不愈因元氣虛也午前宜用四君歸芪升麻午後宜用四君芎歸柴胡為主佐以九味蘆薈丸若飲食少思者宜用五味異功散專補胃氣若膿水清稀而見一切諸症皆因血氣內虧也溫補脾胃飲食加進血氣化生諸症自退設治瘡邪是虛其虛也禍不旋踵矣

琥珀膏治瘰癧不潰或潰而不愈瘡成漏症

琥珀　木通　桂心　當歸

白芷　防風　松香　硃砂

丁香　木香　木鱉子各二兩

右先用琥珀丁香桂心硃砂木香爲末其餘㕮咀以麻油二斤六兩慢火煎至白芷焦黑濾去粗徐下黃丹一斤以柳枝不住手攪至黑色滴水捻軟硬得中却入琥珀等末攪勻於磁器盛之用時取少許攤貼

益脾清肝散治肝火侮脾飲食少思發熱或寒熱往來瘧不能消散方見黃水瘡

補陰八珍湯治元氣虛弱不能潰斂或內熱晡熱肌體消瘦即八珍湯加酒炒黑黃栢知母

五味異功散方見敗毒之藥

胎毒瘡疥八

胎毒瘡疥因稟胎熱或娠母飲食之毒七情之火初如乾癬後則膿水淋漓或結靨成片如發于兩耳眉或耳前後髮際之間屬手少陽經若發于四肢屬脾胃經發於兩脇屬肝經發於額屬心經發于腦屬膀胱經發于頦頰屬腎經當隨各經所主五臟勝負及乳母食啖厚味鬱怒所傳致而調治之不可徹用化毒犀角等丸設元氣復傷傳變他症尤爲難療

一小兒遍身患之服牛黃解毒丸皆愈惟頭結癬作癢出水此稟腎經虛熱用地黃丸解毒散而愈

一小兒患於髮際之間作痒診其母有肝火用加味逍遙散加漏蘆用牛黃解毒丸解毒散而愈[illegible]毒散一名[illegible]毒散

一小兒患於左耳髮際漸延上頭作痒此稟肝膽二經熱毒用柴胡清肝散母子並服而愈後不戒膏粱復發膿水淋漓右頰赤色此胃經有熱先用清胃散仍用柴胡清肝散治肝火母子俱服又用立效散牛黄解毒丸而愈

一小兒兩眉患之延及遍身四肢爲患膿水淋漓寒熱往來屬肝脾積熱用清胃散小柴胡湯立效散而愈後眉間復患兩目連劄小便白濁用四味肥兒丸九味蘆薈丸而愈

一小兒因乳母不戒七情厚味患此久不愈母用清胃逍遥二散子用牛黄解毒丸愈後兒食甘味眉間生瘡痛痒目劄用四味肥兒丸爲主佐以加味逍遥散清胃散而愈

一小兒遍身患之兩脇爲甚子用四味肥兒丸立效散母用柴胡梔子散加味逍遥散而愈

牛黃解毒丸　治胎毒瘡癤及一切瘡瘍

牛黃三錢　甘草　金銀花一兩　草紫河車五錢

右為末，煉蜜丸，量兒服。

立効散　治髮瘡、耳瘡及一切瘡疥

定粉末　松香末　黃栢末　黃連末

枯礬末各一　右各另為末，用清油燭油調搽。

敷藥解毒散　治一切毒瘡、風疹、痒痛

大黃　黃栢　山梔　寒水石各等分

右為末，水調搽，若破而膿水淋漓，用當歸膏或清燭油調搽尤

柴胡梔子散即梔子清肝散　方見脇癰　四味肥兒丸方見熱毒瘰癧

九味蘆薈丸方見諸疳口瘡　金黃散方見天泡瘡

熱毒瘡疥九

熱毒瘡疥因乳哺過早或嗜甘肥臟腑積熱或母食膏粱厚味或七情內火所致當分臟腑所屬之因病之虛實調其血氣平其所勝如肝經實熱用柴胡清肝散虛熱用六味地黃丸心經實熱用導赤散虛熱用補心湯脾經實熱用瀉黃散虛熱用補中湯肺經實熱用瀉白散虛熱用五味異功散腎經熱用六味地黃丸大凡手足冷者屬虛寒手足熱者屬實熱脈沉數有力作渴飲冷大便乾實此邪在裏宜內疎若脈浮數有力作渴飲冷此邪在表宜發散若脈浮大按舉無力或作渴飲湯乳食少思此真氣虛而發熱也調理脾胃其病自愈切不可用寒凉之劑復損真氣嬰兒宜調治乳母為主

一小兒脇間患此寒熱如瘧小便頻數此裏肝火所致先用柴胡清肝散又用加味逍遥散而愈後因乳母肝火動而復發用

加味逍遙散及八珍湯加牡丹皮山梔母子服之並愈
一小兒腹間患此發熱便血而黃少食或作嘔或作瀉手足時
冷右關脉弦數此脾土虛弱肝火為患先用五味異功散加升
麻柴胡山梔益脾氣清肝火後用地黃丸滋腎水生肝血而愈
一小兒腿內股患此色赤不愈發熱面色或赤或青此稟腎陰
不足而木火熾盛先用柴胡梔子散以清肝心後用地黃丸以
補肝腎而愈
一小兒肘間患此作渴飲冷右寸關脉數而無力此胃經積熱
傳於肺經也先用瀉黃瀉白二散漸愈後用五味異功散四味
肥兒丸而愈
一小兒嗜膏粱甘味先患背髀後沿遍身淋漓此飲食之熱而
傷脾血也先用清胃瀉黃二散而愈但形氣怯弱用五味異功

散而元氣復

柴胡清肝散方見脇癰　五味異功散方見用敗毒之藥

導赤散　瀉白散二方見臂癰

瀉黃散方見頭面瘡

諸疳瘡疥十

諸疳瘡疥因脾胃虧損內亡津液虛火妄動或乳母六淫七情飲食起居失宜致兒爲患當分其因審其經而平之如面青寒熱或白翳遮睛肝經之症也面赤身熱或作渴驚悸心經之症也面黃體瘦或作渴泄瀉脾經之症也面白咳嗽或鼻䶎生瘡肺金之症也面黧體瘦或喜臥濕地腎經之症也嬰兒宜調治乳母若不審五臟勝負形病虛實妄行敗毒多致不救

一小兒患此小便頻數去頻青色或時目劄此肝脾之症也先

用五味異功散加當歸升麻柴胡調補脾氣又用九味蘆薈丸
清理肝火末用地黃丸滋腎水生肝木而疥愈後復發不經意
兼兩目生翳小便頻數大便泄瀉此肝邪侮脾而作也用四味
肥兒丸五味異功散加蕪荑脾氣健而肝病愈
一小兒患此面黃作渴大便酸臭腹脹青筋此肝脾之症用五
味異功散為主佐以四味肥兒丸而愈
一小兒患此面赤作渴心脉洪大此心經之症內用柴胡梔子
散外用六仙散而愈後驚悸發熱疥焮作痛先用導赤散二服
又用柴胡梔子散與子服母服逍遙散而愈
一小兒患此大便酸臭肚腹膨脹手足時冷此脾經之症用五
味異功散四味肥兒丸漸愈後因母食炙煿仍發母服清胃散
黃連瀉心湯子服一味甘草而愈

一小兒嗜甘肥之物患之或痒或痛咳嗽飲冷此脾胃積熱于脂經先用清胃散以治胃熱少用瀉白散以清肺火漸愈痘後仍患之口乾飲湯用五味異功散兼大楓膏而愈

一小兒年十五遍身患此腿足爲甚發熱飲冷兩尺脉數洪按之無力此稟腎虛所致用六味地黄丸而愈後用心力學復發尤甚兼盜汗遺精用地黄丸爲主佐以補中益氣湯八珍湯兼而

一小兒患此發熱飲冷痰涎上湧此稟腎虛用地黄丸料煎服月餘漸愈又佐以八珍湯而愈次年畢姻後發熱唾痰盜汗咳甚仍用前藥而愈

敷藥大楓子膏治瘡疥

真輕粉一兩　枯礬一兩　黄連二兩　大楓子膏一兩研膏

蛇床子二兩　柏油六兩

右各另入大楓膏和匀更入柏油杵百餘即成膏矣每用少許塗患處

敷藥六仙散　治諸疳瘡疥

苦參　獨活　大楓子去殼油　蛇床子各一兩

枯礬五錢　右爲細末柏油調敷

五味異功散方見用敗毒之藥　清胃散方見熱毒口瘡

諸疳口瘡十一

諸疳口瘡因乳哺失節或母食膏粱積熱或乳母七情鬱火所致其症口舌齒齦如生瘡狀若發熱作渴飲冷額間色赤左寸脉洪數者此屬心經先用導赤散清心火次用地黄丸滋腎水若寒熱作渴左頰青赤左關脉弦洪者屬肝經先用柴胡梔子散清肝火次用六味地黄丸生肝血若兩顋黄赤牙齦腐爛大

便酸臭右關脉洪數按之則緩者屬脾經用四味肥兒丸治脾火以五味異功散補脾氣若發熱咳嗽右腮色赤右寸脉洪數按之濇者屬肺經先用清肺飲治肺火用五味異功散補脾胃若發熱作渴兩頰顴色左尺脉數者屬腎經不足先用六味地黄丸以生腎水次用補中益氣湯以生肺氣又有走馬疳者因痢後脾胃氣血傷損虛火上炎或痘疹餘毒上攻其患甚速急用銅綠散大蕪荑湯輕則牙齦腐爛唇吻腮腫重則牙齦蝕露頰腮透爛若飲食不入喘促痰甚此脾胃虛而肺氣敗也頰腮赤腐不知痛者此胃氣虛甚而内死也並不治

一小兒口瘡嘔血便血兩腮微腫唇白面青此脾土虧損木所乘也朝用補中益氣湯食遠用異功散而愈

一小兒右顋鼻準微赤此肺脾二經虛熱用四君升麻及白术

散而愈

一小兒口瘡久不愈診其母右關脉弦緩乃木尅土之症先用六君柴胡又用加味逍遥散治其母子自愈

一小兒齒齦蝕爛年餘不愈用大蕪荑湯治其疳邪五味異功散健其脾氣獲愈後復作兼項間結核另服敗毒藥口舌生瘡余用四味肥兒丸而愈

一小兒患口瘡寒熱嗜卧作渴引飲此脾疳氣虛發熱而津液不足也先用白术散以生胃氣再用四味肥兒丸以治疳症兩月餘又用異功散而安

一小兒口瘡身熱如炙肚腹脹大此脾疳內作朝用五味異功散夕用四味肥兒丸稍愈又以地黄蝦蟆二丸兼服而愈

一小兒齒齦腐爛頭面生瘡體瘦發熱此脾疳所致先用大蕪

茯苓丸又用四味肥兒丸大楓膏而愈

東垣大蕪荑湯一名梔子茯苓湯治黃疳土色爲濕爲熱當利小便今反利知黃色中爲燥胃經熱也髮黃脫落知膀胱腎俱受邪乃大濕熱之症鼻下斷作瘡上逆行營氣伏火也能乳胃中有熱也寒則食不入嗜食土胃不足也面黑色爲寒爲痺大便清寒也溺色熱蓄血中間黃色腸胃有熱治當滋榮潤燥外致津液

山梔仁三分　黃柏　甘草炙各二分　大蕪荑五分

黃連　麻黃根各一分　羌活二分　柴胡三分

防風一分　白朮　茯苓各五分　當歸四分

右水煎服

葛花解醒湯治乳母酒醉後乳兒遺熱爲患

白荳蔻　砂仁　葛花各五錢　乾生薑

白朮　澤瀉　神麯炒黄各二錢　白茯苓

陳皮　人参　猪苓　木香

青皮三分　右為末每服二錢白湯調服

愚按前湯朱哲不得已而用之蓋醉酒耗氣又服辛散重損

真陰折人長命可不慎哉

大蘆薈丸治疳殺虫和胃止瀉

胡黄連　黄連　白蕪荑去扇　蘆薈

木香　青皮　白雷丸破開赤者不用

鶴虱微炒各半两　麝香二錢另研

右為末粟米飯丸菉豆大每服一二十丸米飲下

蚵蟆丸治無辜疳症一服虛熱退二服煩渴止三服瀉痢住

蟾蜍一枚夏月溝渠中腹大不跳不鳴身多癩瘰者

右取糞蛆一杓置桶中以尿浸之桶上要乾不令蛆走出[illegible]

將蝦蟆撲死投蛆中食一晝夜以布袋盛置浸急水中一宿取出瓦上焙爲末入麝一字粳米飯揉丸麻子大每服二十丸米飲下

六味肥兒丸 治疳化蟲退熱 若脾疳飲食少思肌肉消瘦肚大頸細髮稀成穗項間結核發熱作渴精神怠倦大便酸臭嗜食泥土或口鼻頭瘡肚腹青筋嚙下痢便白宜用此丸即四味肥兒丸加乾蟾一兩蕪荑五錢

四味肥兒丸 方見熱毒瘰癧　地黃丸 方見作渴不止

熱毒口瘡 十二

經云手少陰之經通于舌足太陰之經通于口因心脾二經有熱則口舌生瘡也當察面圖部位分經絡虛實而藥之若元氣無虧暴病口生白屑或重舌者用亂髮纏指蘸井花水揩之或

刺出毒血敷以柳花散傳之上以腫脹或有泡者竝令刺破敷
前散或以青黛搽之刺後又生又刺若唇吻熱烈者用當歸膏
調柳花散敷之若元氣虧損或服寒涼之藥或兼作嘔少食者
此虛熱也用五味異功散加升麻柴胡若泄瀉作渴者脾胃虛
弱也用七味白术散若腹痛惡寒者脾胃虛寒也用六君姜桂
若因母食酒麵煎煿者用清胃散若因母飲食勞役者用補中
益氣湯肝脾血虛者用加味逍遙散鬱怒內熱者用加味歸脾
湯母子竝服若泥用降火必變慢脾風矣仍參吐舌弄舌治之
凡針重舌以線針直刺不可橫挑恐傷舌絡致言語不清也
一小兒口舌生瘡手熱飲冷屬胃經實熱用柳花散加味解毒
散而愈後因傷食吐血不時弄舌屬脾經虛熱用四君子湯而
痊

一小兒口舌生瘡延及頭面胸背膿水淋漓此胎毒也內用牛黃解毒丸外以當歸膏調黃柏末塗之而愈

一小兒發熱飲冷口患瘡額鼻黃赤吐舌流涎余用導赤瀉黃二散而愈後復作自服清熱化毒之藥益甚更加弄舌余用五味異功散加鈎藤鈎及六君子湯而愈盖吐舌為脾之實熱也弄舌為脾之虛熱也治者審之

一小兒患前症久不愈恪服清凉之劑痰喘不已口開流涎手足並冷又欲治痰余謂經云脾主涎肺主氣此因脾土虛寒不能生肺金而然非痰火為患也先用溫中丸二服痰喘頓止又用五味異功散而痊

一小兒口內生瘡用寒凉之劑更發熱飲湯不絕此中氣虛寒隔陽於外非實熱也用補中益氣湯加炮薑一劑而愈

陳湖陸欽若子患前症敎服寒劑手足並冷口唇時動余訂此中氣虛寒而變慢脾風也後果歿

東垣清胃散　治胃經有熱齒牙作痛或飲冷作渴口舌生瘡或唇口腫痛焮連頭面或重舌馬牙吐舌流涎若因服尅伐之劑脾胃虛熱口舌生瘡或弄舌流涎或嘔吐因睡大便不實者用五味異功散

升麻五分　生地黃四分　黃連　牡丹皮各三分

當歸梢四分　右水煎服嬰兒母亦服

清熱消毒散　治實熱口舌生瘡及一切瘡瘍腫痛形病俱實者

黃連炒　山梔炒　連翹　當歸各五分

川芎　芍藥炒　生地黃各六分　金銀花一錢

甘草二分　右水煎服嬰兒母同服

四君子湯治脾氣虛熱口舌生瘡或但胃氣復傷飲食少思或食而難化若作嘔泄瀉尤宜用之如兼痰嗽氣逆肢體倦怠面目浮腫宜用六君子湯

六君子湯治脾胃氣虛吐瀉不食肌肉消瘦或肺虛痰嗽喘促惡寒或驚搐口直口噤諸症（二方見腹痛）

五味異功散治脾胃虛熱口舌生瘡或因誤服尅伐之劑脾胃復傷而口舌生瘡或弄舌流涎吐瀉不止飲食少思或驚搐痰嗽睡而露睛手足並冷若母有病致兒患者子母並服（方見用敗毒之劑）

人參理中湯

人參　白朮（炒）　乾薑（泡）　甘草（炙各等分）

右每服一二錢水煎蜜丸即人參理中丸加附子名附子人參理

中湯

四物湯治瘡瘍血虛發熱煩躁或晡熱作渴頭目不清若因脾虛不能生血者用四君子湯方見腹癰

柳葉散治熱毒瘑瘡

黃柏炒　蒲黃　青黛眞正者　人中白煅各等分

右爲末敷之

加味解毒散

牛蒡解毒丸二方見胎毒瘡疥

保嬰撮要卷十二 續集 薛氏醫按

吳郡薛　己著
江都吳中珩校

疔瘡一

諸瘡惟疔毒爲甚而殺人亦速古云疔有十三種種各不同內三十六疔滿其數即不可救亦有不滿其數而死者乃毒氣走散故也若痘毒染人發於頭面或遍身者又非此類在小兒多因乳母食有毒之物或兒卒中飲食之毒或感四時不正之氣皆能致之其瘡多生頭面四肢形色不一或如小瘡或如水泡或痛或痒或麻木不仁外症寒熱嘔吐惡心肢體拘急大要當分邪之在表在裡急用隔蒜灸法并解毒之劑若不省人事牙關緊閉急以奪命丹爲末熱酒調灌如食生冷之物或用涼水

淋洗則輕者難愈重者不治其生於兩足者多有紅絲至臍生於兩手者多有紅絲至心生於唇口之內者多有紅絲入喉急用針挑出惡血以泄其毒可保無虞其在偏僻之處藥難導達者惟灸法有回生之功若投峻厲之劑是促其危矣小兒肌肉脆嫩且不能言痛否灸法須將蒜切薄片著肉一面略剜少空灼艾燃蒜先置大人臂上試其冷熱得宜然後移著瘡上又別灼艾如前法試之以待相易勿令間歇

毗陵金文治子將週歲唇上患疔余用活命飲母子並服更欲隔蒜灸彼不從見腫勢益盛勉灸數壯余誡以多灸爲佳又爲人所阻而止頭面益腫乃復灸五十餘壯腫勢漸消時與乳母服活命飲瘡出黃水翌日潰而得生

一小兒三歲手患紫疔二顆寒熱作痛用仙方活命飲半盃而

愈數日後手臂俱腫乃用隔蒜灸服前藥而愈

一小兒足患之嘔吐腹脹二日不食欲用護心散診氣口脈太審其大便所出皆酸穢余曰此飲食停滯耳非瘡毒內攻也用護心等劑則誤矣急投保和丸二服及隔蒜灸而愈其時同患是症用護心敗毒之劑者俱致不救

一小兒面上患之寒熱發搐此熱極而肝火動也用荊防敗毒散及隔蒜灸搐止熱退更服異功散加升麻柴胡桔梗而愈

一小兒患於胸外敷寒涼內服敗毒更欲嘔不食面色痿黃右關脈浮數按之微細此脾胃復傷所致也急用隔蒜灸服異功散倍加白朮半夏翌日又服活命飲而愈

一小兒患前症服敗毒之藥作嘔不食余謂胃氣復傷不信另服護心散嘔甚神思沉困手足並冷脈微細如無急用五味異

功散加乾薑二服嘔止食進去薑又四服而愈夫護心散皆寒涼之藥乃宋人爲服丹砂蓄熱發疽者而設胃氣有傷即當溫補多因此藥停於胸膈惟覺陰冷作嘔況困者世人皆謂毒氣攻心而遂概用之其鮮有不敗事者矣

一小兒手背患此敷服皆寒涼之劑腹脹痰喘瀉糞穢臭余謂脾胃復傷而飲食停滯也不信仍服治瘡之藥而殁

一小兒臂患之色赤腫起恪用化毒丹鐵箍散腫處頓平肉色白陷再日色黯痰喘氣促余謂瘡毒反入於內也辭不治果殁

飛龍奪命丹 治瘡毒發背腦疽等症

眞蟾酥乾者酒化　輕粉　枯白礬　寒水石　銅綠

乳香　沒藥　麝香　朱砂各六錢

蝸牛四十箇另研如無亦可

右各為末入蟾酥蝸牛或加酒少許糊丸菉豆大每服一二丸溫酒或葱湯下重者外用隔蒜灸法

荊防敗毒散即人參敗毒散加荊芥防風 方見流注

仙方活命飲 方見熱毒瘡瘍

保和丸 方見發熱不止

五味異功散 方見敗毒之藥

時毒 二 頭面赤腫

小兒時毒因感四時不正之氣致鼻面耳項或咽喉赤腫寒熱頭痛甚者恍惚不寧咽喉閉塞狀如傷寒五七日間亦能殺人脉浮數者邪在表脉沉濇者邪在裡在表用葛根牛蒡子湯在裡用梔子仁湯表裡俱病者犀角升麻湯甚則砭及用通氣散宣泄其毒旬日自消若不消而欲作濃者用托裡消毒散欲

收斂者用托裡散若咽腫不能言頭腫不能食者必死

一小兒患此三日二便調和用葛根牛蒡子湯漫腫悉退惟頰間赤腫欲作膿用活命飲二服外用代針膏而膿出再用托裡消毒散而愈

一小兒腫赤焮痛此欲作膿也用托裏消毒散二劑膿成針之腫痛頓減又二劑漸愈却以柴胡梔子散加白芷升麻與母服之而愈

一小兒腫焮作痛藥不能下咽先用通氣散連作嚏却用犀角升麻湯乳食稍進腫痛漸消仍服數劑而膿血漸少母服加味逍遥散而愈

一小兒患之咽喉作痛二便自調用葛根牛蒡子湯二劑甘桔湯四劑腫痛漸愈診乳母左關脈弦數用加味逍遥散母子並

服而消

一小兒患之，赤腫作渴，外敷內服皆寒涼之藥。余欲洗去敷藥，急用發散表邪開通腠理之劑，不信，仍用前藥，遂至不救。

通氣散　治時毒焮痛，咽喉不利，取嚏以泄其毒。

玄胡索　豬牙皂角　川芎各一錢

藜蘆五分　羊躑躅花三分

右為細末，用紙撚蘸少許紝鼻內，取嚏為効。

甘桔湯　治肺經蘊熱，胸膈不利，咽喉腫痛，痰涎壅盛。方見時毒

犀角升麻湯　治風熱口唇頰車連牙腫痛。

犀角一錢二分　升麻　防風　羌活　川芎、

白芷各五錢　黃芩　甘草各一錢　白附子四分

右每服三五錢

梔子仁湯治時毒腫痛大便秘結

鬱金　枳殼麩炒　升麻

山梔仁　牛蒡子炒研碎　大黃炒各等分

右爲細末每服二三錢蜜水調服

葛根牛蒡子湯治時毒腫痛消毒解熱

葛根　管仲　甘草

江西豆豉　牛蒡子半生半炒研碎各等分

右每服三五錢水煎

柴胡梔子散方見腸癰

托裡消毒散

代鍼膏

托裡散

仙方活命飲四方並見熱毒瘡瘍

加味逍遥散方見發熱不止

流注三

小兒流注乃氣流而注血滯而凝元氣不足之症也或因閃跌噎傷或因肝火氣逆或因六淫內侵或因脾虛食積或因稟賦所致結於四肢節髎患於胸腹腰臀或結塊或漫腫或作痛[illegible]用葱熨之法須固元氣爲主閃跌者和血定痛丸肝火者九味蘆薈丸食積者四味肥兒丸藥能對症未成自消已成自潰若膿成不潰者元氣虛也先補而針之庶使毒氣不致內攻氣血不致脫陷若膿出而反痛者氣血虛也用八珍湯作嘔少食者胃氣虛也用四君子湯欲嘔不食或腹作脹者脾氣虛也用六君子湯口噤搐搦者氣血虛極而變症也十全大補湯內熱晡

熱陰血虛也四物參芪白术表熱惡寒陽氣虛也十全大補湯
熱來復去或晝見夜伏晝伏夜發者虛熱也當大補元氣若色
赤腫起而膿稠者尚可治不赤硬而膿清或脉洪大寒熱發渴
及不受補者皆不可治

楊鴻臚子年十二左脇下患此服流氣飲十宣散之類元氣益
虛年餘不斂左尺脉數而無力左關脉弦而短此肝經之症因
稟腎水不足不能滋養肝木血燥火熾而然耳用六味地黃丸
以滋腎水九味蘆薈丸以清肝火而愈

一小兒九歲患此久不收斂或咳嗽或寒熱皆服清氣化痰之
藥前症益甚至夜作喘口開徹夜不寐手足並冷藥餌到口即
嘔余謂悉因脾氣虛甚所致先以人參白术各五錢炮薑五分
以米湯煎之時灌數匙次日能服一盃次日又服一劑諸症漸

愈至十餘劑後朝用補中益氣湯夕用異功散而愈

李通府子十六歲腰患之三年不愈色黯下陷余曰此腎經症也宜用六味丸滋化源以生腎水更用如聖餅外散寒邪以接陽氣不信别用雜藥元氣益虚七惡蜂起始信余言仍用前藥而愈

陳州守子閃右臂腕腫痛用流氣等藥發熱惡寒飲食少思口舌乾燥腫痛愈熾形氣益疲余以助胃壯氣爲主佐以外治之法而愈

黄地官子腿患之腫痛發熱以濕毒治之虚症悉至余謂此元氣虚弱外邪乘之也用十全大補湯如聖餅而愈

一小兒臂肘腫硬用流氣飲肉色不變飲食少思余曰此肝脾虚症也用六君桔梗薄桂茯苓半夏及如聖餅而消

一小兒腿腕間患此已半載腫硬色白形氣俱虛余先用五味異功散加當歸三十餘劑却佐以八珍湯二十餘劑更用葱熨法腫勢漸消中間一塊仍腫此欲作膿也當補其血氣遂用托裡散爲主異功散爲佐仍用葱熨法月許針出稠膿仍用前二藥及豆豉餅三月餘而愈

一小兒腿患之腫硬色白惡寒懶食此脾胃陽氣虛而不能成膿也非敷貼敗毒所能療遂用托裡散及葱熨法月餘患處腫痛發熱膿成針之膿出而安仍用托裡散肢體漸健因飲食內傷泄瀉忽口噤目閉自汗手冷此脾胃虛寒之惡症也以異功散內用人參一兩乾羌一錢半灌之盡劑而甦又以托裡散內用人參五錢數劑始能動履却用托裡散大補湯葱熨法豆豉餅半載而愈

一小兒十五歲早喪天眞日晡發熱遍身作痛或四肢酸軟唾痰頭運服袪濕化痰之藥腿之內外肉色腫硬而不變因服攻毒之藥虛症蜂起按褚氏云男子精未滿而御女以通其精五臟有不滿之處異日有難狀之疾正合此論遂用補中益氣湯及地黃丸半年而愈此等症候誤認爲實熱而用敗毒之藥者必致不救

賈閣老子年十六患此二載矣脈洪大而數膿清熱渴食少體倦夜間盜汗午前畏寒余曰此眞氣不足邪氣有餘之症治之無功矣彼懇求治午前勉用四君芎歸炙草午後四君麥門五味逾月諸症漸減有用滲利之劑保其必全者彼信服之形體骨立未幾而歿

一小兒右腿腕壅腫形體怯弱余欲以補氣血爲主佐以行散

之劑彼不信反內服流氣飲外敷寒凉藥加發熱惡寒形體愈瘠始求治於余余曰惡寒發熱脉至洪大乃氣血虛敗之惡症也不可治矣後潰而不斂瀝盡氣血而亡

掌教顧東帆子十餘歲秋間腰腿隱隱牽痛面色青中兼黑余曰青是肝虛黑是腎虛當急調補脾腎否則春間必患流注矣不信另用行氣破血之藥至夏腰間漫腫五寸許復求治脉數而滑按之如無此元氣虛極而膿內潰不能收斂辭不治後果歿

健脾滲濕飲治瘰瘍初起焮腫作痛或濕毒下注或環跳穴痛

人參　白术　蒼术　防巳酒拌　黃栢炒

川芎　陳皮　當歸　茯苓各五分　木瓜不犯鐵器

柴胡稍　甘草各三分

右薑水煎服如三五劑不退加桂少許酒煎亦可小便澁加牛膝身痛加羌活

和血定痛丸一名黑丸子　治流注膝風或閃跌瘀血肢節腫痛服之自消若潰而發熱與補藥兼服自效

百草霜五兩　赤小豆一斤　川烏炮一兩五錢

白蘞八兩　白芨　南星炮各二兩

芍藥　當歸　牛膝各五兩

骨碎補四兩

右爲末酒糊丸桐子大每服二三十丸白湯下

神効葱熨法治流注結核或骨癰鶴膝等症先用隔蒜灸若餘腫尚存用此熨之以助氣行血散其壅滯功効甚速又治跌撲損傷止痛散血消腫之良法也其法用葱細切搗爛炒熱

頻熨患處冷則易之如鶴膝風兼服大防風湯而愈

隔蒜灸法治流注及癧疽鶴膝風等症每日灸二三十壯痛者灸至不痛不痛者灸至痛其毒隨火而散蓋火以暢達拔引鬱毒此從治之法有回生之功其法用大蒜去皮切三文錢厚安患處用艾壯於蒜上灸之三壯換蒜復灸未成即消已成者亦殺其毒如瘡大用蒜杵爛攤患處將艾鋪上燒之蒜敗再易如不痛或作膿或不起發及瘡屬陰症者尤當多灸凡瘡不痛不作膿不起發者皆氣血虛也多主不治惟患在頭面者不宜多灸論中嬰兒灸法見疔瘡

如聖餅治流注及一切瘡瘍不能消散或潰而不斂

乳香　沒藥　木香

血竭　當歸各等分　麝香減半

右爲末用酒糊和餅二箇乘熱慰之毒瘡加蟾酥

六味丸 一名地黄丸 此壯水之劑也夫人之生以腎爲主凡病皆由腎虛而致其流注瘰癧屬肝腎二經發熱作渴少便淋秘痰氣壅盛嗽血吐血頭目眩暈小便短少眼花耳聾咽喉燥痛口舌瘡裂齒不堅固腰膝痿軟五臟虛損尤宜用之乃水泛爲痰之聖藥血虛發熱之神劑也 方見發熱不止

當歸補血湯治流注及潰瘍肌熱面赤煩渴脉洪大而虛重按全無此血虛症也誤服白虎湯必死 方見發熱不止

益氣養榮湯治流注氣血虛弱不消散或四肢頸項患腫不問堅軟赤白或痛或不痛日晡發熱或潰而不斂 方見鶴膝風

十全大補湯治諸瘡血氣虛弱不能消散潰腐收斂或寒熱汗出口眼歪斜肌瘦少食或日晡發熱自汗盜汗或朝寒暮熱

瘡口不斂等症方見便癰

天蛇毒四

手指頭生瘡俗名天蛇毒然五指各有經絡拇指屬手太陰肺經食指屬手陽明大腸經中指屬手厥陰心包絡經無名指屬手少陽三焦經小指屬手少陰心經亦有患於足者足趺屬肝膽胃三經大指屬肝脾二經次指屬膽經小指屬膀胱經各當隨經而治其致患之由或因胃中積熱所發或因乳母膏粱厚味所致或因濕熱下流或因風毒外中大率多由所稟足三陰之經虛故邪得以入之也其初起腫痛者先用仙方活命飲次用托裡消毒散元氣下陷重墜作痛久而不潰者用補中益氣湯若服敗毒散及敷寒涼之劑則瘡口變黑或努肉突出或指皆黑大抵手足爲氣血難到之處手屬於胃足屬於脾不可損

其眞氣丹溪以爵居侍位尚言氣血罕到况肢末乎復寒凉克伐之藥所宜深戒者也

一小兒十四歲手大指患之色赤腫痛用奪命丹二粒活命飲一劑將愈因飲酒沐浴而瘡復作發熱咳嗽余謂此毒原屬肺經今肺爲濕熱所攻瘡毒乘勢妄行故復作耳先用瀉白散二劑而咳嗽除又用托裏消毒散而瘡愈

一小兒食指患之迸出血水瘡口凸腫上連手背久而不愈余曰此元氣虚弱風邪襲於患處血氣不能運及而然用托裏散及葱熨之法諸症悉退又用荳豉餅異功散加升麻柴胡而愈

一小兒患之作痛發熱內外皆用寒凉之藥手背出膿三月不愈面色痿黄此脾氣復傷也先用異功散加升麻柴胡桔梗漸愈又佐以托裏散豆豉餅而痊

一小兒十三歲素食膏粱足大指患之腫連腳面喜飲冷水右關脈洪大此脾氣復傷而積熱下注也先用清胃散四劑次用活命飲二劑腫痛漸消又用托裡消毒散數劑膿潰而愈

一小兒足大指漫腫上連趺陽色赤腫甚右關脈數而有力此胃經濕熱下注也用活命飲一劑大指本節後始發瘡頭痛亦稍止再劑而漫腫悉退又用消毒散出膿托裡散收斂而愈

一小兒足次指患之色赤腫痛上連於腿外塗寒涼之藥反致麻木重掐方知此氣血難到之所又因寒涼遏絕而然急以活命飲加黃芪五錢煎服外以葱湯洗去敷藥用隔蒜灸法半晌知痛其腫頓退再用托裡散加人參三錢數劑膿潰而愈

一小兒足大指患之內服外敷皆寒藥也腹痛惡心手足並冷此脾胃之氣復傷而作非瘡毒也先用異功散加柴胡升麻白

並及仙方活命飲各一劑諸症頓退又用托裡消毒散膿潰而愈
一小兒足大指患之變膿竄之狀良久乾硬痛甚小便頻數此稟父腎經虛熱所致用六味地黃丸而愈
一小兒足中指患之耳中腫痛小便頻數此稟父肝腎虛熱爲患用六味地黃丸爲主佐以柴胡梔子散而愈
一小兒不時生瘡腊在手足之表年餘不愈審其乳母善怒用加味逍遙散母子服而愈
一小兒足大指患之腫痛連腳用活命飲及隔蒜灸其痛不止著肉艾灸數壯方止用活命飲及托裡消毒散而愈
一女子十五歲足拇指痒痛數敗毒之藥勢益甚而色黯余謂脾經鬱結所致彼人略不經意後朝寒暮熱飲食頓減患處微腫足脛漸細而殁

錢氏瀉白散　方見臂癰

奪命丹　方見疔瘡

消毒散　方見胎毒發丹

葱熨法

托裡散　二方見流注

仙方活命飲

托裡消毒散　二方見熱毒瘡瘍

東垣清胃散　方見腹癰

五味異功散　方見敗毒之藥

補中益氣湯　方見肌肉不生

天泡瘡五

天泡瘡狀如水泡屬肺胃二經風熱若發熱焮痛邪在表也用

人參敗毒散發熱咳嗽邪在肺也用加味瀉白散熱瀉便秘邪在內也用加味清涼飲此肌膚之症當去毒水以金黃散或黃柏蚯蚓敷之當歸膏亦善既安不必服藥若因攻伐過度元氣虛而變生別症者當參各門治之

一小兒患此焮赤惡寒發熱大小便赤澁此邪在表裡之間遂外敷金黃散內服大連翹飲子諸症少愈又用解毒散而痊

一小兒患之焮痛發熱大小便如常此邪在表也挑去毒水敷金黃散用荊防敗毒散治其表柴芍參苓散治其裡而愈

一小兒患此服敗毒之劑喘嗽唇白此脾肺之氣復傷也先用補中益氣湯一劑諸症悉退後加桔梗白芷二劑而愈

一小兒患此服敗毒散發寒涼藥嘔吐泄瀉猶索敗毒散余佯諾之却以五味異功散加柴胡升麻而吐瀉愈又用柴芍參苓

散而愈痊

一小兒患此服敗毒之藥腹痛泄瀉余意脾氣復傷宜用五味異功散不信仍服敗毒之藥後果不食作嘔流涎泄瀉後重余先用補中益氣湯次用五味異功散而愈

一小兒患此服敗毒散作渴飲湯余與七味白术散治之不信自服敗毒之藥前症益甚更加嘔吐不食來請治余曰嘔吐不食手足並冷痰喘氣促唇色皎白始見虛寒即當溫補反服攻伐元氣之藥虛而又虛今脾肺敗症已見莫能爲矣辭之果歿

柴芍參苓散治肝膽經分患天疱等瘡或熱毒瘰癧之類

柴胡　芍藥　人參　白术
茯苓　陳皮　當歸各五分　牡丹皮
山梔炒　甘草各三分

右每服二錢水煎服

加味解毒散治天泡瘡發熱作痛即加味消毒散加金銀花漏蘆

玄參　連翹　升麻　芍藥

當歸　羌活　生地黃　牛蒡子炒各三錢

茯苓　甘草各二錢　金銀花　漏蘆各五錢

右每服一二錢水煎服或用蜜丸

金黃散治天泡瘡消毒止痛

滑石　甘草

右各另爲末和勻傅患處如泡挑去水傅之加黃柏尤好

補中益氣湯方見肌肉不生

五味異功散方見用敗毒之藥

加味瀉白散　即瀉白散加山梔杏仁

楊梅瘡六

楊梅瘡乃天行時毒亦有傳染而患之或稟賦所得者其症在肝故多起於下部治失其宜多致蝕傷眼目腐敗腎莖拳攣肢節初起之時上體多者先用荆防敗毒散下體多者先用龍膽瀉肝湯大便秘者用大連翹飲後用換肌消毒散若蝕傷眼口兼用九味蘆薈丸六味地黃丸肢節拳攣兼用蠲痺解毒湯若因脾胃虧損而不能愈者先用異功散後用換肌消毒散若用輕粉之藥多致敗症也

一小兒周歲傳染此瘡誤薰銀硃之藥昏憒不乳遍身無皮用菉荳黃柏遍摻蓆上令兒睡臥更用金銀花生甘草為末白湯調服漸愈若瘡乾燥利用當歸膏誤用輕粉者亦以前藥解之

一小兒患此年餘不愈形體消瘦日晡尤甚朝用八珍湯夕用換肌散并太乙膏三月而愈

一小兒原有肝疳後染前症膿水淋漓腹脹嘔吐小腹重墜余欲用補中益氣湯升補中氣不信仍服消毒之劑更喘嗽流涎余謂脾氣虛而肺氣弱也朝用補中益氣湯夕用五味異功散元氣漸復乃佐以換肌消毒散尋愈

一小兒因母曾患此症生下即有用換肌散母服五十餘劑子用當歸膏調金黃散隨患處傅之尋愈

一小兒十四歲患此用薰法肢體面目悉皆浮腫數日間遍身皮膚皆潰如無皮狀膿水淋漓先用金銀花甘草煎湯與之恣飲又爲末摻遍身及鋪枕席令兒臥之半月許皮膚稍愈却佐以換肌散而愈

又一小兒二歲用薰法吐痰喘躁不及治而死

換肌消毒散（一名萆薢散）治楊梅瘡不拘初患日久並効

土茯苓（即萆薢）　當歸　白芷　甘草

皂角刺　薏苡仁　白鮮皮　木瓜（不犯鉄器）

右水煎食前并空心服

又方　治大人之劑如用前方未應或兒長大宜用此方

土茯苓（五錢）　當歸　白芷　皂角刺（炒）

薏苡仁（各一錢）　白鮮皮　木瓜（不犯鐵器）　木通

金銀花（各七分）　甘草　連翹　防風（各五分）

茯苓（一錢）　黃芪（炒二錢）　芍藥（炒一錢）　川芎（八分）

生地黃（八分）

右作二三劑水煎出幼者作一劑煎分兩三次服

蠲痺解毒湯

羗黄　羌活　白蘚皮　赤芍藥

當歸各四分　白术五分　茯苓　白芷

皂角子炒各三分

右水煎服

九味蘆薈丸方見喉痺

當歸膏方見湯火瘡

太乙膏方見跌撲外傷

金黃散方見泡瘡

赤白遊風七

赤白遊風屬風熱血熱蘊血得熱而遊走耳白屬氣分赤屬血分或因腠理不密風熱相搏怫鬱而成或因乳母食膏粱厚味

所致若風熱者用小柴胡湯加防風連翹血熱者用四物湯加柴胡山梔牡丹皮風熱相搏者用人參敗毒散內熱外寒者用加味羌活散胃氣虛弱者用補中益氣湯加羌活防風或消風散血虛者用加味逍遙散如未應用逍遙散六味丸若嬰兒患此當審其受症之因而調治其母

一小兒患此其色或赤或白或痛或痒詢之因母食膏粱厚味所致余用東垣清胃散治其母牛黃丸治其兒而愈

一小兒患此因母鬱怒所致母用加味小柴胡湯及加味逍遙散兒熱止又以加味歸脾湯而愈

一小兒患此嗜膏粱甘味齒齦浮腫漸至蝕爛先用清胃散後以四味肥兒丸間服而愈

一小兒患此色赤作痒脈浮數此脾胃二經風熱也用人參消

風散而愈又因停食復發色赤作痛先用保和丸後用異功散而消

一小兒患此作痒搔破膿水淋漓寒熱往來此肝經血燥而生風先用加味逍遥散肝症頓退倦怠少食用異功散三黄散而愈

一女子十五歲患此色赤作痒寒熱脇痛而青或赤此肝火動而血熱也先用加味逍遥散加膽草四劑諸症頓退但體倦少食惡寒欲嘔此脾爲肝木所侮而肺氣虚也用五味異功散及加味逍遥散而愈

一女子患此寒熱作嘔先用加味小柴胡湯二劑而安再用人參消風散而愈後因怒發熱經行如崩遍身色赤四肢抽搐難以診脉視其面色如赭此肝心二經木火相搏而血妄行耳先

用柴胡梔子散再加味逍遥散諸症頓退又用八珍湯而痊

一小兒因母感寒腹痛飲燒酒見遍身皆赤遊走不定昏憒發熱令乳母時飲冷米醋一二杯亦以二三滴塗兒口内過日而愈

歸脾湯治小兒因乳母憂思傷脾血虚發熱患前症久不愈食少體倦或便血下血怔冲不寧驚悸少寐或心脾作痛自汗盜汗等症 方赤遊風

人參消風散治赤白遊風或風熱隱疹搔痒或寒熱作痛

人參三錢　荆芥穗　甘草炙　陳皮各五錢

白殭蠶　茯苓　防風　芎藭

藿香　蟬蛻各三錢　厚朴三錢薑製　羌活三錢

右每服一二錢水煎

加味逍遙散 方見發熱不止

三黃散 方見黃水瘡

柴胡梔子散 方見脇癰

小柴胡湯 方見腋癰

加味小柴胡湯 方見熱毒瘰癧

牛黃解毒散 方見頭面瘡

發癍 八

潔古云癍疹之病焮腫於外者屬少陽相火也謂之癍小紅靨隱於皮膚之中者屬少陰君火也謂之疹癍疹並出則小兒難禁然首尾俱不可下大抵安裡之藥多發表之藥少小便秘則微疎之身溫者順身涼者逆大忌外敷寒涼內用疎導無此二者可保無虞

一小兒患癍發熱體倦少食此脾肺氣虛外邪相搏也先用消風散二劑隨用補中益氣湯加茯苓芍藥而愈

一小兒患癍作痛熱渴服發表之劑益甚形氣倦怠脈浮而數此眞氣復損而然耳遂用人參安胃散補中益氣湯而愈

一小兒患癍發熱用犀角消毒散一劑吐瀉頓作余曰此邪氣上下俱出矣勿藥自愈未幾果安

一小兒素面白患疹作痒鼻塞流涕咳嗽不止用敗毒散膿水淋漓惡寒喘急朝寒暮熱余謂脾肺之氣復傷耳用補中益氣湯稍愈佐以五味異功散而愈

一小兒患疹寒熱搔痒先用消風散治其兒次用加味逍遥散治其母兩月而愈

一小兒患癍作渴發熱咳嗽此邪在表宜汗之先用葛根橘皮

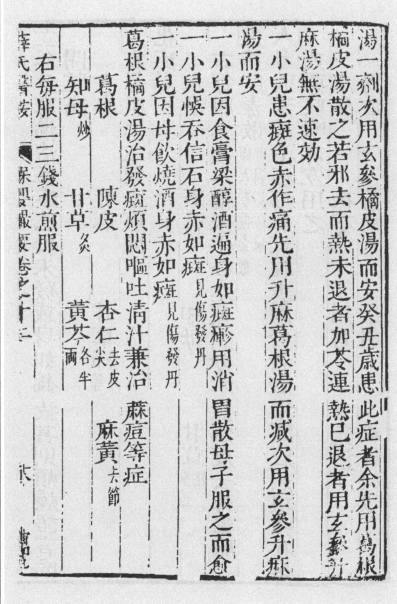

湯一劑次用玄參橘皮湯而安癸丑歲患此症者余先用葛根橘皮湯散之若邪去而熱未退者加芩連熱已退者用玄參升麻湯無不速効

一小兒患癍色赤作痛先用升麻葛根湯而減次用玄參升麻湯而安

一小兒因食膏粱醇酒遍身如癍疹用消胃散母子服之而愈

一小兒悞吞信石身赤如癍見傷發丹

一小兒因母飲燒酒身赤如癍見傷發丹

葛根橘皮湯治發癍煩悶嘔吐清汁兼治麻痘等症

葛根　陳皮　杏仁去皮尖　麻黃去節

知母炒　甘草炙　黃芩各半兩

右每服二三錢水煎服

玄參升麻湯治癍疹已發未發或身如錦紋甚則煩燥語言喉閉腫痛

玄參　升麻　甘草各等分

右每服二三錢水煎服

化癍湯

人參　石膏　知母　甘草各二錢

右每服二錢入糯米半合水煎六分米熟爲度去滓溫服

荊芥敗毒散即人參敗毒散加荊芥防風

人參敗毒散治瘡瘍邪氣在表應發者若增寒壯熱項強脊疼或惡咳嗽亦宜用之

人參　茯苓　川芎　羌活

獨活　前胡　柴胡　枳殼麩炒皮

桔梗　甘草炒等分

右每服二三錢，水煎。

東垣人參安胃散　治癍疹因服峻厲之劑，脾胃虛熱，泄瀉嘔吐，飲食少思等症。方見喉痺

犀角消毒散　治癍疹丹毒，發熱痛痒及瘡疹等症。

牛蒡子　甘草　荆芥　防風各五分

犀角鎊，二分　銀花三分

右水煎熟，入犀角，傾出服。

補中益氣湯　方見肌肉不生

五味異功散　方見敗毒之藥

加味逍遙散　方見發熱不止

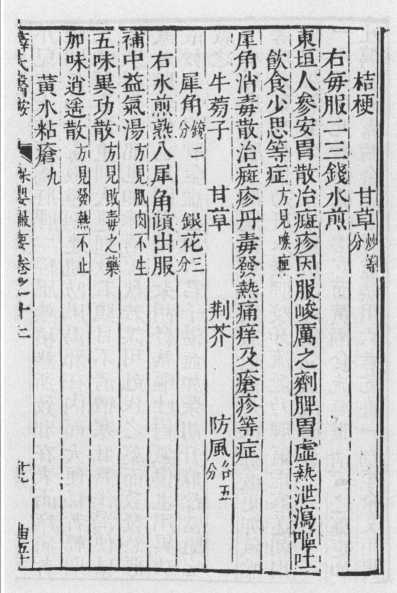

黄水粘瘡九

小兒黃水粘瘡屬肝脾二經風熱積熱所致邪在表而痒痛者輕則犀角消毒散重則連翹防風湯邪在內而大便秘者輕則九味解毒散重則大連翹飲若頭目不清憎寒壯熱作渴便秘者表裡俱有邪也加味清涼飲若誤用尅伐之藥而致發熱惡寒者脾氣傷也用四君桔梗柴胡發熱嘔吐胃氣傷也用異功散發熱作瀉脾氣虛也用六君子湯並加柴胡升麻餘當隨症裁之

一小兒患此膿水淋漓寒熱作痛服抱龍丸敗毒散更加氣喘等症蓋氣喘發搐乃肝火乘脾咬牙流涎乃脾氣虛寒遂朝用補中益氣湯夕用五味異功散外敷立效散而愈

一小兒患此發熱驚悸倦怠面黃懶食流涎服清[illegible]之藥更加吐瀉睡而露睛余謂心脾虛熱用六君乾薑一劑頓愈又用異

功散立効散而愈

一小兒患此或痒或痛膿水瀝淋服表散之劑更惡寒發熱嘔吐不食手足並冷此病氣實而元氣虛也先用異功散加桔梗藿香而嘔吐止又用異功散而寒熱除用人參消風散而瘡愈

一小兒所患同前服荆防敗毒散加喘嗽腹脹四肢發搐此脾肺氣虛而肝木乘之用異功散加柴胡升麻桔梗一劑諸症頓退又服異功散二劑而愈

一小兒患此服抱龍丸之類汗出喘嗽此肺氣虛而爲外邪所乘也用異功散加桔梗二劑又傷風發熱咳嗽其瘡復甚用惺惺散一服外邪頓退又用異功散而痊

毛通府子患此卯關脉青兩目時劄形體困倦此土虛木旺當用和肝補脾湯反服敗毒散前症益甚更加吐瀉不食遍身發

泡余用前湯刺泡出水用菉豆甘草末頻鋪蓆上任兒睡卧後用神効當歸膏而愈

沈尚寶子患此咳嗽惡寒用大連翹飲腹脹少食此表症瀉裡致元氣復損非其治也用補中益氣湯而愈

一小兒患此作痒發熱膿水淋漓面青惡寒此肝火血熱用加味逍遥散稍愈又用和肝補脾湯而痊

一女子十四歲遍身疙瘩搔破膿水淋漓發熱煩躁日晡益甚此血氣虛而有熱也用加味逍遥散而愈

大連翹飲治風毒熱毒發熱作痛二便不利表裡俱實方見臂癰

柴胡梔子散治肝膽風熱生瘡作痛發熱或瘡破而膿水淋漓或發寒熱晡熱即柴胡梔子散方見脇癰

犀角消毒散治熱毒積毒發于肌表而頭面生瘡或痛或痒者

方見發癍

九味解毒散治熱毒胎毒而發瘡瘍之類未潰作痛者

黄連炒三分　金銀花　連翹　芍藥三分

山梔四分　白芷六分　當歸八分　防風三分

甘草三分

右水煎母子並服

人參消風散方見赤白遊風

加味清涼飲治熱毒積毒在內患瘡瘍大便不通而欲痛作渴

當歸　赤芍藥　甘草炙　大黄炒各三分

山梔炒三分　牛蒡子炒杵四分

右水煎服

荆芥敗毒散治風熱相搏邪氣在表患瘡瘍之類寒熱作痛者

方見流注

補中益氣湯治瘡瘍之類過服敗毒之藥致中氣虛弱發熱或寒者方見發熱不止

六君子湯治瘡瘍脾胃虛弱不能飲食更或嘔吐而瘡不愈若方見內鈎

人參消風散治諸風上攻頭目昏眩項背拘急肢體煩疼肌肉顫動耳若蟬鳴鼻塞多嚏皮膚頑麻瘙痒癮疹目澁昏困方見赤白遊風

連翹防風湯治小兒肝脾風熱時毒頭面生瘡

連翹研碎　防風　黄連　陳皮

芍藥　當歸　獨活　白蒺藜炒去刺

荆芥　茯苓　黄芩　甘草

牛蒡子（炒研 等分）

右每服二錢水煎服

惺惺散治風寒瘡疹痰嗽發熱

桔梗　細辛　人參　白术

甘草　瓜蔞根　白茯苓

右爲末每服二錢入薄荷五葉水煎服

和肝補脾湯治風熱瘡疹脾土不及肝木太過

人參　陳皮　川芎（各五分）　白术

茯苓　芍藥（各七分）　柴胡　甘草（炙各三分）

山梔（炒四分）

右作二劑水煎服

益脾清肝湯治肝脾風熱瘡寒熱體痛脾胃虛弱

人參　白术　茯苓　甘草

川芎　當歸　黃芪各三分　柴胡

牡丹皮各二分

右水煎服

三黃散治風熱疳熱生瘡水浸淫膿流處便濕爛

松香　五倍子　黃連　黃丹

海螵蛸各一錢　輕粉　雄黃各少許

右為末用瑩肌散煎洗滲之乾者油敷

立効散

定粉　松香　黃柏　黃連

枯礬各一錢

右為末用清燭油調搽

四君子湯方見腋癰

異功散方見敗毒之藥

加味逍遙散方見發熱不止

頭面瘡十

人身諸陽之氣會於首而聚於面其患瘡瘍者因臟腑不和氣血凝滯於諸陽之經或稟賦腎陰虛肝火或受母脾毒或乳母六淫七情或食膏粱醇酒或兒食甘肥厚味所致其因不同當各辨其經絡審其所因而治之若發於目鋭眥耳前上頰抵鼻至目內眥者皆屬小腸經發於巔及頭角下頰耳後腦左右者皆屬膽經發於頰前鼻孔及人中左右者皆屬大腸經發於鼻之挾孔下唇口反承漿頤後頰車耳前髮際額顱者皆屬胃經發於目內眥上額尖至後腦項者皆屬膀胱經既察其經即當

分治若稟腎火者用六味地黃丸胎毒者犀角消毒丸食積府者四味肥兒丸乳母膏粱者東垣清胃散至於諸腑受病必兼諸臟故患於額間屬心經發熱飲冷者爲實熱用導赤散發熱飲湯者屬虛熱用養心湯左腮屬肝經或頸項勁強者爲實熱用柴胡清肝散或咬牙頓悶者虛熱用六味地黃丸右腮屬肺經喘嗽飲冷者爲實熱瀉白散發熱咳嗽者爲火刑金用人參平肺散鼻間屬胃經發熱飲冷大便黃硬者爲寔熱用瀉黃散發熱飲湯大便青白者爲虛熱用異功散患於頦及耳輪者屬膀胱經腎無實症惟用地黃丸若瘡已潰久而不愈則當審其臟氣之相勝病邪之傳變而以調補脾胃爲主若因乳母遺熱爲患者當先治其母則兒病自愈也

一小兒鬢患一瘡腫赤作痛余謂屬手足少陽經風熱用柴胡

梔子散不應胗其母左寸關脈弦洪而數卽以前藥令母服之兒遂愈

一小兒十三歲右頰患腫作痛飲冷脈沉實重按則數此積熱在臟也當疎通其內不信乃泛服雜藥兼敷寒凉腫硬下頸內潰復來請治脉已無力矣先用托裡散二劑針之又二劑而膿始出惡寒少頃煩燥發熱作渴痰喘此潰後變症因氣血虛故也先用當歸補血湯二劑諸症頓止又用異功散加山梔胃氣亦健末用托裡消毒散瘡斂而愈

一小兒右腮赤腫余謂胃經有熱先用瀉黄散二服又用清胃散而愈後復患之敷石灰等藥致傷其血瘡不能潰余先用活命飲次用托裡消毒散而愈

一小兒耳後結數核作痛左腮青赤此肝疳積熱所致用四味

肥兒丸柴胡清肝散及五味異功散加柴胡升麻而消

一小兒耳赤腫痛寒熱往來此肝經熱毒也用加味小柴胡湯寒熱悉退又用柴胡清肝散而赤腫頓消

一小兒顋間赤色作渴目睛白多面常生瘡睡而露睛先君謂稟父陰虛用地黃丸補中益氣湯而愈後出痘亦無虞設不預爲調補腎氣則出痘之危其可保耶

一小兒四歲大陽連眉不時作痒或生小瘡此屬膽經風熱也先用地黃丸次用柴胡梔子散後專服地黃丸而愈

一小兒面常生瘡左頰赤腫或睡中發搐審其母素有鬱怒用加味逍遥散加味歸脾湯母子俱服而愈

一小兒面白時或變赤生小瘡兩足發熱先君以爲稟賦足三陰虛熱不信專服清涼之藥後出痘果黑陷而歿

一小兒久患前症耳下結核余曰此肝脾疳毒也久而不愈則先用五味異功散加柴胡梔子散清其肝火後用四味肥兒丸治其疳而愈

一小兒患前症耳後結核大便酸臭飲食減少余謂此脾疳所致先用五味異功散爲主異功散爲佐而愈

一小兒患前症頭皮光急發熱作渴小便頻數余謂此腎肝之疳也用地黃丸爲主朝用補中益氣湯久用五味異功散而愈

一小兒患前症鼻準色黃左腮色青食少泄瀉服犀角丸形體瘦弱口渴飲湯余用補中益氣湯健其脾氣佐以四味肥兒丸消其腑毒而愈

一小兒患前症痛癢不一右腮鼻準皆赤屬胃經有熱審之果因母飲酒所致先用清胃散次用加味逍遙散治其母熱兒飲

大楓膏而愈
一小兒因母鬱怒患前症兼發癎疾鼻間左腮皆赤色先用加味小柴胡湯二劑次用加味歸脾湯四劑治其母熱兒亦少飲並愈
一小兒因母食厚味頭面患瘡右腮色赤久而不愈用清胃散治其母以牛黃散其子浹旬而愈
一小兒面上患瘡頭忽赤腫口噤不語此胃經熱熾也用活命飲酒調二服稍緩又酒煎一服赤腫漸退後用解毒散而痊
一小兒面上患瘡色赤作痛發熱飲冷脾肺脈數而有功用仙方活命飲二劑瘡口出水沿及遍身似大麻風症仍用前飲及清熱消毒散而愈
表甥凌雲霄年十五歲壬寅夏見其面赤累燥形體消瘦余曰

子病將進矣癸卯冬復見之曰子病將深矣至甲辰春足陽明經部分皆青色此木乘土位之症也先以六君柴胡芍藥山梔蕪荑炒黑黃連數劑稍定又以四味肥兒丸六味地黃丸及用參苓歸术芍草梔柴肉桂三十餘劑兼用加減八味丸而愈

一小兒先眉間作痒搔即成瘡延及頭面傅立效散而愈後因乳母怒氣復痒作炒不安此肝膽二經之熱也兒用牛黃解毒丸母用加味逍遥散而愈

一小兒先患眉爛延及遍身如癩久而不愈手足並熱面色常赤此稟母胃火所致子服瀉黃散母服竹葉石膏湯加味逍遥散子又用牛黃散拔毒散母子並愈

一小兒頭患瘡如癩或作痒結痂或膿水淋漓二年矣作渴飲冷發熱面赤此稟心與小腸表裡俱有熱也先用導赤散二服

却用活命飲拔毒散漸愈子又服牛黃散母服逍遙散而愈後因母食膏粱復發用清胃散母子服之子又服活命飲而愈

一小兒面生瘡作渴飲湯服敗毒之藥致吐瀉不食手足並冷余謂脾胃氣虛復傷而變症虛寒也先用益黃散而逆症退用異功散而瘡症愈

錢氏瀉黃散　治瘡瘍作渴飲冷臥不露睛手足並熱屬胃經實熱宜用瀉黃散若作渴飲湯臥而露睛手足並冷屬胃經虛熱宜用五味異功散若誤服攻毒之劑吐瀉不愈手足指冷脾腎虛寒也宜用益黃散若病後津液不足口乾作渴胃氣虛也宜用七味白朮散

藿香葉　甘草各七錢五分　山梔仁一兩　石膏煅五錢

防風二兩

右用蜜酒微炒爲末每服一二錢水煎
益黄散治瘡瘍屬脾胃虚寒吐瀉不止手足並冷者
陳皮一兩　丁香二錢　訶子泡去皮　青皮去白
甘草炙各半兩
右爲末每服一錢水煎
養心湯治心氣不足虚熱上攻而患瘡瘍者
黄芪炒　白茯苓　半夏麯　當歸
川芎　辣桂　栢子仁　酸棗仁炒
五味子杵　人參各三錢　甘草炒四錢
右每服一二錢薑棗水煎爲末服亦可
牛黄解毒散治胎毒頭面癩或延及遍身痒癬不安浸淫不愈
及眉煉瘡

生甘草一兩　牛黃五錢膏粱之子必用之　金銀花一兩

右各爲末每服二三分乳汁調服或用甘草煎膏爲丸如芡實大每服一丸白湯化下外傅清金散亦可

拔毒散治症同前及疥癩瘡癬

黃芩　黃連　白礬三味俱生用　雄黃各五錢

銅綠二錢癢甚加之　松香

右各另爲末乾摻患處或用油調搽疥瘡宜加枯礬三錢

梔子清肝散即柴胡梔子散治三焦及足少陽經風熱耳內作癢[illegible]膿出水或脇肋乳間作痛往來寒熱方見脇癰

仙方活命飲治一切瘡毒腫痛或作痒寒熱或紅絲走[illegible]心嘔吐等症方見熱毒瘡瘍

治疔瘡等症用金銀花杵爛絞汁杯許入熱酒半杯徐徐

用藤葉亦効無鮮者用枯者煎飲亦可

導赤散 方見臂癰

六味丸 即地黃丸加五味子四兩肉桂一兩名加減八味丸

竹葉石膏湯 二方見作渴不止

清胃散 方見腹癰

人參平肺散 方見肺癰

當歸補血湯 方見發熱不止

五味異功散 方見敗毒之藥

托裏消毒散

托裏散 二方見熱毒瘡瘍

加味歸脾散

梔子柴胡湯即梔子清肝散

小柴胡湯三方見脇癰

人參消風散方見赤白遊風

瀉白散方見臂癰

大楓膏方見疥瘡

加味逍遙散方見發熱不止

補中益氣湯方見肌肉不生

四味肥兒丸方見貼骨癰

眉煉附癩頭瘡

眉煉者謂小兒兩眉間生瘡如疥癬當求其因而藥之蓋眉屬膽經若原稟肝膽經熱或乳母肝膽經有熱者用柴胡梔子散或乳母食厚味醇酒者用加味清胃散或乳母有鬱怒者用加

味逍遥散俱與乳母服之亦飲少許仍參前症主之

一小兒患前症用柴胡清肝散母子服之而愈後因母不戒膏粱厚味復發延及遍體膿水淋漓先用清胃散次用柴胡梔子散與母服子用清金散牛黄解毒丸而愈

一小兒嗜膏粱厚味患之漸及肢體兩眉爲甚膿水淋漓寒熱往來內用清胃散加味小柴胡湯外傅立效散而愈後眉間復發兩目連劄小便白濁將成肝疳用四味肥兒丸九味蘆薈丸而愈

一小兒因乳母不戒七情厚味患此延及遍身久而不愈母先用清胃散次用加味逍遥散子用牛黄散解毒丸立效散而愈後兒食厚味眉間作痒搔破成瘡或痒或痛兩目連劄用四味肥兒丸佐以加味清胃散而愈

一小兒眉間作痒破而成瘡延及遍身兩脇爲甚用四味肥兒丸立効散母服柴胡梔子散加味逍遥散而愈

一小兒患此服化毒丹乳食不納手足俱冷此藥傷胃氣用五味異功散與母服兒亦時服三五滴母又服加味逍遥散加龍膽草漏蘆兒症漸愈

一小兒患此先延兩脇後及遍身此肝火乘脾也診乳母亦有肝火先用加味逍遥散加炒黃連數劑却去黃連又二十餘劑而瘥

一小兒患之乳母惱怒其瘡益甚眉稜搐動不經意延及遍身乳母甚怒兒面色赤驚悸咬牙兼之發搐此心肝二經風熱所致也用加味小柴胡湯加味逍遥散而愈

青金散治小兒疥癬眉煉或延及遍身瘙痒或膿水淋漓經年

不愈

松香二兩　眞蛤粉五錢　青黛二錢五分

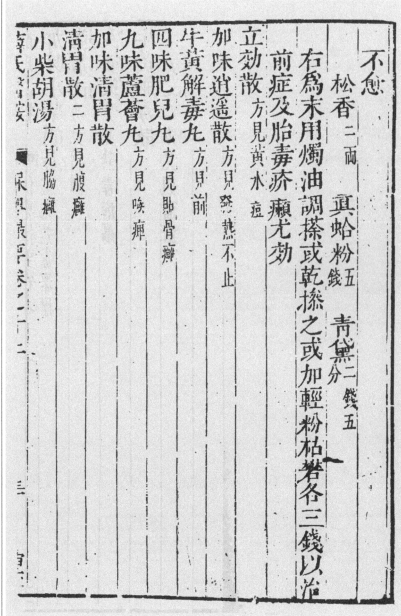

右爲末用燭油調搽或乾搽之或加輕粉枯礬各三錢以治前症及胎毒瘡癩尤效

立效散方見黃水瘡

加味逍遙散方見發熱不止

牛黃解毒丸方見前

四味肥兒丸方見貼骨癰

九味蘆薈丸方見喉痺

加味清胃散

清胃散二方見腹癰

小柴胡湯方見腸癰

加味小柴胡湯 方見熱毒瘰癧

導赤散 方見臂癰

活命飲 方見熱毒瘡瘍

牛黃解毒散

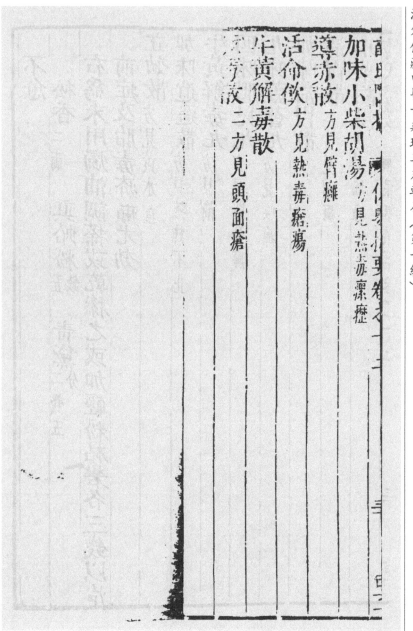

天麥散 二方見頭面瘡

保嬰撮要卷十三　續集　　薛氏醫按

吳郡　薛　己著
江都　吳中珩校

喉痺一附五臟虛羸傳變喉間內潰或鼻中垂出息肉或鼻外患瘡

一小兒喉痺因膏粱積熱或稟賦有熱或乳母七情之火飲食之毒當分其邪蓄表裡與症之輕重經之所至而治之若左腮色青赤者肝膽經風熱也用柴胡梔子散右腮色赤者肺經有熱也用瀉白散額間色赤者心與小腸經熱也用導赤散若兼青色風熱相搏也用加味逍遙散鼻間色黃脾胃經有熱也用瀉黃散若兼青色木乘土位也用加味逍遙散兼赤色心傳土位也用柴胡梔子散頦間色赤腎經有熱也用地黃丸凡此積熱內蘊二便不通者當疎利之風邪外客而發寒熱者當

之外感風邪大便閉結煩渴痰盛者當內疎外解若因乳
梁積熱者母服東垣清胃散若因乳母恚怒肝火者母服加味
逍遥散稟賦陰虚者兒服地黄丸大槩當用輕和之劑以治其
本切不可用峻利之藥以傷真氣也

一小兒喉間腫痛驚悸飲水服驚風降火之藥益甚仍欲攻風
痰余曰驚悸飲水心經虛症也盖胃為五臟之本先用五味異
功散以補胃加桔梗甘草以消毒諸症頓退後用牛蒡子湯加
柴胡而愈

一小兒喉間腫痛左腮色青赤此心肝二經之熱也用柴胡清
肝散而愈後因驚服至寶丹吐痰發搐手足指冷此肝木虛而
肺金乘之也用補中益氣湯以補脾肺六味地黄丸以滋肝腎而
愈

一小兒發熱飲冷大便黃色手足並熱不能吮乳視口內無患捫其喉間則哭此喉內作痛乃脾胃實熱也用瀉黃清胃二散各一劑母子並服而愈後因母飲酒兒躁不安口內流涎仍用前二散而愈

一小兒喉間腫痛口角流涎手足並熱用瀉黃清胃二散母子服之而愈後因母大怒兒患發熱仍復流涎用柴胡清肝散加漏蘆母子服之而愈

月剎發熱喉嗽大便秘結此肺與大腸有熱也先兼子湯加硝黃一服大便隨通乃去硝黃再劑頓愈審其母有肝火發熱用柴胡清肝散母子並服而愈

一小兒嗜膏粱之味喉間腫痛痰涎壅盛服巴豆丸前症益甚口鼻出血唇舌生瘡大便不實余用犀角地黃湯解膏粱之熱

用東垣安胃散解巴豆之毒又用甘桔湯而愈
一小兒喉腫作渴大便乾實右腮赤色此肺與大腸經實熱也用柴胡飲子一服而愈後因飲食停滯服峻厲之藥喉間仍腫腹中脹痛此脾氣復傷也用異功散加升麻當歸而痊
一小兒因母忿怒患前症兼咬牙呵欠余謂肝經虛熱之症子用甘桔湯加柴胡山梔牛蒡子母服加味逍遙散而愈
一小兒肌體瘦弱嗜土炭灰後鼻間不利恪服清熱之劑肌體愈瘦飲食少熱甚善驚夜小便良久變白鼻中出息肉二寸許耳下頸間結小核隱於筋肉之間余謂肝脾虛羸之變症不信乃以清肺火外用腐蝕喉間亦腐余先用五味異功散加升麻柴胡雞蘇為主更用四味肥兒丸為佐脾氣漸健久用九味蘆薈丸為主以五味異功散為佐而愈

一女子六歲喉間腫痛鼻中息肉寒熱往來小便頻數良久變
皆此肝脾之症先用加味逍遥散加炒黑焦龍膽草熱痒漸退
乃去龍膽草佐以四味肥兒丸而愈
一女子七歲鼻生息肉搽敢毒之藥成瘡腫痛外以黃連甘草
黃栢末付之以解熱毒更以加味逍遥散清肝火佐以四味肥
兒丸而愈
一女子鼻中及下部常出息肉屢用毒藥蝕之名挺出一條三
寸許先與龍膽草湯為主以加味逍遥散為佐而愈
一小兒額間赤足心熱喉中常痛服清胃敗毒之藥余謂稟腎
水不足而心火熾甚也當用地黃丸壯水之主以制陽光不悟
口舌赤烈小便如淋而殁
一女子十四歲患前症雜用清熱敗毒等藥前症益更患陰挺

詳見下瘡瘍[illegible]

牛蒡子湯 治風熱上壅咽喉腫痛或生乳蛾

牛蒡子 炒研 玄參 升麻 桔梗 炒

犀角 鎊 黃芩 木通 甘草 各等分

右每服一二錢水煎服

挍芩桔梗湯 治熱腫喉痺

桔梗 炒 甘草 炒 連翹 梔子 炒

薄荷 黃芩 各等分

右為末每服一二錢水煎服

柴胡飲 解肌熱積熱或汗後餘熱脉洪實弦數大便堅實者

黃芩 七分 甘草 四分 大黃 七分 芍藥 炒七分

柴胡 一錢 人參 各五分 當歸 一錢

右每服一錢薑水煎

東垣人參安胃散治脾胃虛熱口舌生瘡或傷熱乳食嘔吐瀉痢

人參一錢　黃芪二錢炒　生甘草　炙甘草各五分

白芍藥七分酒炒　白茯苓四分　陳皮三分　黃連二分炒

右為末每服二錢水煎

三因玉鑰匙治風熱喉閉及纏喉風

焰硝一兩半　鵬砂半兩　片腦一字　白殭蚕一錢

研勻用半錢吹入喉中立愈

九味蘆薈丸治肝經積熱咽喉口舌生瘡或牙齦蝕爛兩目生翳耳中出水或肝積瘰癧下疳陰腫或莖出白津拗中結核或小水良久變白大便不調肢體消瘦等症

胡黃連　宣黃連　蘆薈　木香
白蕪荑炒　青皮　白雷丸　鶴虱草各一兩
麝香三錢
右各另爲末米糊丸麻子大每服半錢空心米湯下仍量兒
大小用
甘桔湯治風熱上攻咽喉疼痛及喉痺妨悶
苦梗一兩　甘草炒二兩
右每服二錢水煎
濟生犀角地黃湯治膏粱積毒脾胃有熱咽喉腫痛或口舌生
瘡
犀角　牡丹皮各一兩　生地黃八錢　赤芍藥七錢
右每服二三錢水煎

五味異功散方見敗毒之藥

六味地黃丸方見作渴不止

柴胡清肝散方見脇癰即柴胡梔子散

補中益氣湯方見肌肉不生

瀉黃散方見頭面瘡

腮癰二 附耳症

腮屬足陽明胃經其生癰者多因兒食甘甜厚味脾胃積熱所致亦有乳母鬱怒兒受其患者若因熱積於內二便不通者用凉膈散風邪相搏二便如常者用漏蘆湯胃經風熱或兼咽腫痛用升麻防風湯若稟賦陰虛火動頰間或兩耳內生瘡或出膿不止者宜用地黃丸若因乳母肝火乘脾用加味逍遙散脾經鬱熱用加味歸脾湯膏粱積熱用東垣清胃散脾胃風熱

用清咽利膈湯仍搽口瘡治之

一小兒腮腫肉色不變大便不實屬胃經虛熱用五味異功散加升麻柴胡而愈又乳母飲酒兼怒兩腮赤腫憎寒發熱用加味清胃散二劑加味逍遙散一劑治其母兒亦飲數滴而愈

一小兒嗜炙煿腮腫發熱作渴飲冷用加味清胃散而消後仍不戒厚味腮腫赤痛焮連耳本先用瀉黃散而退次用加味清胃散而消

一小兒腮患癰作渴飲湯乳食少思服敗毒散益甚余謂此胃經虛熱先用七味白术散次用五味異功散而渴止後因母怒兩腮赤腫作渴發熱用加味逍遙散治其母兒患亦愈

一小兒十六歲腮患此三年不愈色黯下陷此胃經症也宜滋化源以生腎水外散寒邪以接陽氣不信妄用雜方元氣益虛

七惡蜂起始信余言後用前藥果驗
一小兒頰腫敷寒凉之藥色白腫硬久而不愈此胃氣虚而寒邪凝滯也用葱熨法以散寒邪異功散以助元氣遂愈若用攻毒之劑則誤矣
一小兒酷嗜甘味藥餌惟甘者乃服後患腮腫余知其胃症也經曰酸能勝甘當用酸味之藥遂以烏梅肉作丸甘草末爲衣服至二兩許始惡甘味腮腫漸消
一小兒腮腫痛外敷鐵箍散內服寒凉藥日久堅硬其色不變夫藥之寒凉者外敷則氣血凝滯內服則脾胃有傷故氣血有虧而肉不潰色不赤也用四君加柴胡升麻白芷當歸外散寒邪內補脾氣更用葱熨法不数日膿潰而愈
一小兒顋頰常欬腫服清熱敗毒之藥更口渴足熱面色微黑

余謂腎疳症用六味地黃丸與子服母服加味逍遥散而愈後因别服伐肝之藥前症復作寒熱面青少便頻數此肝火血燥耳用柴胡梔子散以清肝六味地黃丸以滋腎遂痊

一小兒顋顙腫痛後耳內出膿久而不愈視其母兩臉青黃屬鬱怒所致朝用加味歸脾湯夕用加味逍遥散母子皆愈

一小兒顋閒發熱手足並熱用清胃瀉黃二散而愈後顋閒腫痛徹連耳內余謂此腎經所屬之地不信雜用降火之藥耳出膿水或痒或痛稍加用心則發熱倦怠兩腿乏力用補中益氣湯及六味地黃丸稍愈畢姻後朝寒暮熱形氣倦怠足心發熱氣喘唾痰仍用前二藥佐以六君子湯而愈後不守禁忌寒發熱頭運唾痰余謂腎虛不能攝水而爲痰清氣不能上升而頭運陽氣不能護守肌膚而寒熱遂用補中益氣湯各加蔓荆子

附子各一錢不應乃用人參一兩附子二錢二劑而愈乃用十全大補湯百餘劑而痊

一小兒先顖間腫痛用敗毒之藥耳中流膿項間結核兩目或連劄或赤痛小便或作痒或赤澁皆肝膽二經風熱用四味肥兒丸悉愈

一小兒顋頰腫痛服敗毒藥後耳出穢水余謂肝腎之症先用九味蘆薈丸而痊畢姻後面黃發熱用黃栢知母等藥更胸膈痞滿食少痰壅乃利氣化痰加噫氣下氣用六君子補中益氣二湯加乾姜木香尋愈

一小兒腮腫搽石灰末久而不散余用四君子加升麻白芷及葱熨之法漸消又用仙方活命一劑而瘥夫石灰乃辛熱燥血之藥小兒氣血虛者搽之反致難治慎之

一小兒腮間腫痛用鐵箍散敗毒散之類出膿久不愈面色黧足心熱口舌乾余謂此稟腎水不足之虛症當補肺金滋腎水爲主不信仍服前劑脾土益虛絶生氣而殁

升麻防風湯治胃經實熱咽痛口燥腮癰等症

升麻　防風　黄栢炒　茯苓

芍藥炒　陳皮各五分　連翹　當歸各七分

右每服二錢水煎仍量大小用之

清咽利膈湯治心脾蘊熱或咽喉腮舌腫痛

玄參　升麻　桔梗炒　甘草炒

茯苓　防風　黄芩炒　黄連炒

牛蒡子炒杵　芍藥炒各等分

右每服一二錢水煎

東垣清胃散方見脣口

異功散方見用敗毒之藥

地黃丸方見作渴不止

神效葱熨法方見流注

仙方活命飲方見瘡瘍熱毒

臂癰三

臂癰之症當分經絡所屬受症之因而治之上廉屬手陽明經下廉屬手太陽經外廉屬手少陽經內廉屬手厥陰經內之上廉屬手太陰經內之下廉屬手少陰經或經絡熱鬱風邪外干氣血有乖卽生癰毒若因心經有熱者導赤散加黃連心胞絡有熱者柴胡梔子散肺經有熱者瀉白散大腸經有熱者大連翹飲焮腫作痛者氣血凝結也用仙方活命飲腫痛不消者欲

作膿也用托裡消毒散膿熟不出者氣血虛也用托裡消毒散
膿出反痛者氣血虛甚也肌肉不生者脾胃氣虛也用五味異
功散不可外傅生肌散恐反助其邪而肌肉難長也
一小兒臂上生癰腫連肘間此屬手少陰三焦二經先用仙方
活命飲殺其大勢次用柴胡清肝散以清心肝之熱諸症頓退
又用托裡消毒散出膿而愈
一小兒臂外側患毒此屬肺經部分先用神効解毒散加桔梗
三劑腫痛頓減次用托裡消毒散而膿潰將愈因母食炙煿之
味患處復腫兼發熱咳嗽子服瀉白散母服清胃散而痊
一小兒臂膊漫腫敷寒涼藥反常以冷水潤之腫熱漸上至肩
兩月餘而潰四月餘不斂膿出清稀面色痿黃余曰此氣血虛
不能充榮於肌肉也先用異功散加升麻柴胡脾胃漸健又用

托裡散而愈

一小兒臂患癰久不愈手足時冷用異功散加木香佐以八珍湯手足溫和乃用托裡散將斂因飲食停滯傷脾患處腫硬用六君木香及托裡散而愈

一小兒臂癰久不愈潰出碎骨飲食少思不時寒熱膿水清稀此氣血俱虛也用八珍散加肉桂桔梗漸消又用托裡散加肉桂及豆豉而愈

一小兒臂膊赤腫發熱作渴飲冷症屬胃火先用加味清胃散而愈後因母食厚味復腫痛先用瀉黃散二服再用清胃散母子服之並愈

一女子臂癰腫焮作痛用仙方活命飲痛止成膿用加味八珍湯而膿潰漸斂用加味逍遙散與其母服而瘥

一小兒因母食膏粱臂瘡潰而作痛脉洪數有力用清胃散與母服子服瀉黄散漸愈又用加味逍遥散母子俱服而愈

一小兒臂瘡服敗毒散嘔吐腹脹作痛手足並冷用六君姜桂諸症漸退飲食漸進又用五味異功散而愈

一小兒臂癰腫硬色白寒熱倦怠此血氣虛弱而不能潰散先用五味異功散加乾姜其腫漸退飲食漸進又用托裡散如聖餅膿潰而愈

一小兒臂患癰腫硬不消食少自汗此脾肺氣虛而不能潰先用六君子湯而汗止乃佐以葱熨法而膿成又用八珍湯而膿潰用托裡散而瘡斂

一小兒臂患瘡敷寒凉之藥腫硬不消用補中益氣湯加木香薄桂及如聖餅助其陽氣而消

一小兒臂患瘡腫硬作嘔面色痿黄飲食少思此脾氣虚也用六君子湯嘔止食進又用五味異功散如聖餅而消

一小兒臂瘡作痛不止肌肉不生先用托裡消毒散而痛止用五味異功散托裡散而肉生

一小兒臂患瘡久而不斂肌肉消瘦日晡體熱此脾氣虚而不能生肌肉也朝用補中益氣湯夕用五味異功散諸症漸愈又用托裡散如聖餅而愈

一小兒臂瘡腫痛焮赤右腮赤色傳服皆敗毒之藥余謂此肺胃二經之症也當用瀉黄瀉白二散主之

諸經虚症蜂起而殁

神效解毒散治一切瘡瘍初起腫者即消已潰仍腫者即散已潰毒不解者即愈

金銀花一兩 甘草節五錢 黃芪 皂角刺炒
當歸各三錢 乳香 沒藥各二錢
右爲散每服二錢酒煎温酒調服亦可嬰兒病乳母亦服如
瘡已潰膿痛已止者去乳沒金銀花倍加黃芪甘草
白芷升麻湯治手明陽經分臂上生瘡
白芷 升麻 桔梗各一錢 黃芪炒
黃芩酒炒各二錢 生黃芩五分 紅花 甘草炙各五分
右水酒半鍾煎食後温服
瀉白散治肺經有熱生瘡又作痰止嗽治氣進食
地骨皮炒 桑白皮炒各一兩 甘草炙五錢
右爲末每服一二錢入粳米百粒水煎
瀉心散治心經實熱生瘡作渴發熱飲冷手足並熱諸見心臟瀉心湯

導赤散治小腸實熱生瘡作渴發熱小便秘赤

生地黃　木通　甘草等分

右爲末每服一錢入淡竹葉水煎

大連翹飲即大連翹湯治肺熱生瘡

連翹　蘧麥　荆芥　木通

赤芍藥　當歸　防風　柴胡

滑石　蟬殼　甘草炒　山梔子

黃芩各等分

右爲末每服二錢加紫草水煎服之大便不通量加大黃

補中益氣湯方見肌肉不生

加味逍遥散

六味地黃丸二方見發熱不止

十全大補湯 方見便癰

四味肥兒丸 方見附骨癰

九味蘆薈丸 方見喉痺

柴胡梔子散 方見腹癰

東垣清胃散 方見腹癰

五味異功散 方見敗毒之藥

托裡消毒散

托裡散 二方見熱毒瘡瘍

腋癰 三陽癰生於脇之前膚腋之傍白者五下皆是也

腋癰屬足少陽手少陰手厥陰三經小兒患之多稟賦肝火所致初起先用活命飲次用柴胡梔子散五七日間作膿焮腫作痛者亦用活命飲殺其大勢雖潰亦輕而易斂若膿已成用托

裡消毒散已出用托裡散如有變症當隨症治之

一小兒患前症腫痛用仙方活命飲而痛止用托裡消毒散而潰因母飲酒復加腫痛母服清胃散兒服活命飲托裡散而愈

一小兒患之因乳母恚怒所致子用仙方活命飲母用柴胡梔子散加味逍遙散並愈後復患令母仍服前藥子服托裡消毒散而膿潰用托裡散而斂

一小兒腋下常患一核此稟肝膽怒火也用牛黃解毒丸母服柴胡梔子散逍遙散而愈後每發即服前藥而愈或用荊防敗毒散外敷鐵箍散以杜後患幾至不救

一小兒十四歲患之內外皆用寒涼敗毒之藥腫硬作痛上連肩髀膿成不潰或用針之膿仍不出余曰此氣血虛甚當峻補之不信半載後肩骨潰解惟皮相連瀝盡氣血而歿

一小兒患之悟服敗毒之藥久不潰色不變腫硬如石余用葱熨之法及托裡散二十餘劑患處微赤作痛又數劑腫起針出穢膿氣息淹淹用人參一兩乾薑一錢棗子十枚四劑仍用前散尋愈

一小兒患之膿內潰久不出色不變亦不痛余謂氣血虛甚當先大補而用火針不信或用[illegible]針膿果不出更氣喘自汗余用獨參湯二劑喘汗少止膿仍未出又二劑膿出甚多喘汗大作又用前湯四劑諸症悉退乃用八珍湯漸愈後因傷風咳嗽誤用表散之藥煩燥自汗面目[illegible]脈洪大無倫按之如無此血脫發躁也先用當歸補血湯諸症頓愈再用八珍湯而安又飲食過多發厥手足並冷用五味異功散加升麻柴胡生薑一劑而愈

一小兒患之色黯不斂三年不愈用十全大補湯及豆豉餅三月餘將愈後勞倦怒氣腋一痛以加味逍遥散十全大補湯相間服之月餘而愈

豆豉餅治瘡瘍腫痛硬而不潰及潰而不斂并一切頑瘡惡瘡用江西豆豉爲末唾津和成餅大如銅錢厚如三四錢置患處以艾壯於餅上灸之灸乾則再易如瘡大作餅覆患處以艾鋪餅上灸之未成者即消已成者祛毒間有不效者乃氣血虛敗之症也凡疔瘡類灸法用之方見

四物湯治瘡瘍血虛發熱日晡益甚或煩躁不寐

當歸 熟地黄各二錢 芍藥炒 川芎各一錢

右水煎服

參术柴苓湯治瘡瘍脾氣虛弱肝氣內動肢體抽動者

人參　白朮　茯苓　陳皮各一錢

山梔炒七分　甘草炒五分　柴胡七分　釣藤鈎子各七分

升麻各三分

每服一二錢薑棗水煎嬰兒用大劑與母服子少服之

黃連安神丸治心經血熱發熱驚悸不安

黃連五分　生甘草二錢五分　生地黃五錢　當歸

硃砂三錢

右為末飯糊丸小豆大每服十五丸滾湯下如二三服不應

當服歸脾湯嬰兒乳母並服

柴胡梔子散方見脇癰一名柴胡清肝散

托裡消毒散

托裡散二方見熱毒瘡瘍

清胃散方見腹癰

加味逍遥散方見發熱不

牛黄解毒散方見胎毒瘡疥

十全大補湯方見便癰

脇癰五

脇肋者足厥陰少陽之經相火之司也乃木之主肝膽之氣不平則風火内搏榮逆血鬱熱聚爲膿而癰腫之所由生也亦有稟賦母氣肝膽之熱恚怒之火而致然初患焮腫作痛者宜用柴胡梔子散未消者用仙方活命飲其熱既殺而腫不消者則必成膿也乃用托裡消毒散其膿既成以代針膏決之仍用托裡自愈若膿出而痛止腫消則不必用藥也

一小兒四歲脇間漫腫一塊甚痛色如故服流氣敗毒等藥加

寒熱作嘔食少作瀉此稟肝脾氣滯之症元氣復傷而甚耳乃擇乳母氣血壯盛者與加味歸脾湯加味逍遥散服之兒飲其乳半載而消

一小兒左脇生瘡寒熱作嘔右關脉弦數此肝症傳於脾也先用柴胡清肝散次用五味異功散又用托裡散瘡斂而愈其時同患是症專用敗毒者俱致不起

一小兒左脇下生瘡漫腫色赤此肝膽經形傷氣也先用托裡散消毒散加味小柴胡湯間服腫漸減又用托裡消毒散加味小柴胡湯瘡潰而愈

一小兒四歲患脇癰色赤堅肝脉弦而遲此肝膽經血虛有熱先用加味逍遥散數劑已消中間成膿又用托裡消毒散加柴胡山梔膿潰而斂

一小兒肩患癰痛甚腫至骨乃膀胱經部分血瘀滯也先用仙方活命飲毒解痛止又用加味小柴胡湯加連翹山梔金銀花其勢漸退乃用加味逍遙散加金銀花黃芪漫腫悉消但中間不退此欲作膿也用托裡消毒散膿成而潰又用托裡散地黃丸補血氣滋腎水而痊

一小兒患之久不愈左關脈弦數右尺脈按之而弱此稟腎虛而然也用地黃丸爲主佐以八珍湯托裡散而愈

一小兒未期腋閒赤腫此稟肝火所致用加味逍遙散數劑與母服子日服數匙漫腫悉退佐以托裡消毒散加山梔柴胡瘡潰而愈後因母恚怒勞役子腋復腫赤用加味逍遙散加味歸脾湯母子服之並愈

一小兒腋癰服伐脾之藥膿清不斂呵欠咬牙飲食少思仍用

伐脾余曰此脾虚之症也胃爲五藏之主當補脾胃則肝不傷而肌肉自生矣不信乃伐肝木遂致不救

加味歸脾湯治小兒因乳母憂思鬱怒胸脇作痛或肝脾經分患瘡瘍之症或寒熱驚悸無寐或便血盜汗瘡口不斂等症

人參　黃芪炒　茯神去木各一兩　甘草炒

白术炒一兩　木香五分　遠志去心　酸棗仁

龍眼肉　當歸　牡丹皮　山梔炒各一錢

右水煎乳母服兒亦服之

小柴胡湯治肝膽經分一切瘡瘍發熱潮熱或飲食少思加山梔牡丹皮名加味小柴胡湯

柴胡一錢五分　人參五分　黃芩七分　半夏五分

甘草炒三分

右作二三服薑棗水煎

柴胡清肝散治肝經風熱或乳母怒火患一切瘡瘍

柴胡　黄芩炒　人參　川芎各一錢

連翹一錢五分　甘草各一分　桔梗炒八分　山梔一錢五分

右水煎母子服之

梔子清肝散一名梔子柴胡散治三焦及足少陽經風熱生瘡或發熱

耳內生瘡作痒或出水疼痛

柴胡　梔子炒　牡丹皮　茯苓

川芎　芍藥炒　當歸　牛蒡子炒，各七分

甘草三分

右水煎母子並服

龍膽瀉肝湯治肝經濕熱小腹脇間患瘡瘍或玉莖便毒懸

囊癰腫痛或潰爛作痛小便澁滯或睾丸懸掛方見下疳陰瘡

加味逍遙散治小兒肝脾血虛內熱脇腹作痛頭目昏黑怔忡頰赤口燥咽乾或發熱盗汗食少不寐或口舌生瘡胸乳膨脹小便不利或女子患前症經候不調發熱咳嗽寒熱往來等症方見發熱不止

六味地黃丸治肝經血虛發熱或風客淫氣瘰癧結核或四肢發搐眼目抽動痰涎上壅或傷損出血發熱抽搐等症方見作渴不止

仙方活命飲

托裏消毒散

托裡散三方見熱毒瘡瘍

八珍湯方見發熱不止

腹癰六

腹癰者生於臍下或傍二寸許屬脾經近脇屬膽經盖因脾經陰虛氣滯血凝或因脾虛飲食積熱所患若焮腫作痛消毒散堅硬腫痛者清胃散腫、便秘者清涼飲如此而仍痛者瘀血凝滯也活命飲既用、而不消則內欲作膿也用托裡消毒散若膿出而痛不止未解也亦用前藥若膿出而反加痛及膿水清稀者氣血虛也用參芪托裡散若食少體倦者脾氣虛也用五味異功散加當歸柴胡升麻晡熱內熱者脾血虛也用四君當歸丹皮如有他症當隨症治之

一小兒患此漫腫微痛肉色不變面色痿黃飲食少思此脾氣虛而食積內熱也用五味異功散加升麻當歸及如聖餅其腫漸消又用托裡散而愈

一小兒患此腫痛發熱作渴飲末二服腫痛頓止用托裡散如聖餅而腫漸消又用神效散及托裡消毒散數劑而痊

一小兒患之內潰作渴飲食少思屬元氣虛弱先用托裡消毒散四劑膿潰而發熱惡寒肢體倦怠此邪氣去而真氣虛也用八珍升麻補之稍愈又用托裡散異功散間服而痊

一小兒腹痛大便秘結發熱飲冷此熱蓄於裡也用內疏黃連湯一劑大便通而痛止又用清熱消毒散內熱退而瘡愈

一小兒腹患瘡敷寒涼之藥其腫益甚腹中陰痛手足並冷此陽氣虛寒之症也余用回陽湯抑陰散而腫漸消毒漸散又用托裡散而斂

一小兒患此膿成不潰肉色黃白惡心少食發熱惡寒大便不實此脾胃虛弱也先用六君升麻柴胡諸症漸退飲食漸進又

則用益氣湯久用異功散而潰又用八珍湯而愈

一小兒腹中作痛肉色不變三月矣診其脈滑數而有力此腹癰內潰也用托裏散大便下膿甚多乃用薏苡仁湯及托裏散而愈

一小兒小腹赤腫服流氣敗毒等藥肉色如故飲少體倦余謂此肝脾氣血虛而藥傷之症用六君肉桂及葱熨之法飲食漸進其腫漸消又佐以八珍湯而愈

一小兒患此而潰腫不消恪服敗毒之藥飲食少思膿清發熱余謂脾胃之氣復傷不信仍行氣清熱腫痛益甚服消導化痰之藥腹脹作瀉余先用異功散加升麻柴胡木香佐以二神丸二十餘劑諸症漸愈乃用異功散加當歸黃芪元氣漸復却用八珍湯內芍藥炒黃數劑改用托裏散而愈次年因勞心發熱

作渴用當歸補血湯而安畢姻後寒熱往來患處作
大補湯六味地黃丸而愈
四君子湯加陳皮半夏即六君子湯治脾胃虛弱或因寒凉傷胃致腫不
消或潰而不能斂者但以此藥溫補脾胃諸症自退如誤用
攻伐則七惡隨至矣若脾胃氣虛瘡口出血或吐血便血則
加當歸脾胃充健則血自歸經若脾虛血弱不生肌或肺熱
內熱者更加熟地[illegible]剂投四物況陰之劑能傷脾胃也若
胃氣虛弱尅伐傷脾飲食少思或食而難化若作嘔作泄者
尤宜用之如兼痰嗽氣逆肢體倦怠面目浮腫者亦因脾虛
不能生肺而然也最宜用之

人參　白术炒　茯苓　甘草各等分

右每服二錢薑棗水煎

清胃散　治脾胃有熱生瘡或胃火牙痛或連頭面

升麻五分　生地黄　牡丹皮　黄連炒

當歸各三分

右水煎服加柴胡山梔即加味清胃散

六君子湯治瘡瘍脾胃虛弱膿潰不消或不潰斂宜用此藥以壯營氣諸症自愈即四君加半夏陳皮

清涼飲治瘡瘍脾胃實熱煩躁飲食焮痛脈實大便秘結小便赤澁

赤芍藥　當歸　甘草　大黄各等分

右每服一錢水煎

當歸補血湯治瘡瘍肌熱面赤煩渴脈洪大而虛重按全無此血虛脉也誤服白虎湯必死方見發熱不止

益氣養榮湯治氣血損傷四肢頸項等處患腫不問堅軟赤白痛否日晡發熱或潰而不斂者 方見鶴膝風

十全大補湯治諸瘡血氣虛不能潰腐收斂或膿出發熱惡寒汗出煩眩口眼歪斜或肌瘦少食發熱口乾等症須多服之爲善 方見便癰

參芪托裡散

補中益氣湯 方見肌肉不生

托裏消毒散

托裡散 二方見熱毒瘡瘍

五味異功散 方見用敗毒之藥

如聖餅 方見流注

神効散 方見胎毒發丹

八珍湯 方見發熱不止

臂癰 七

臂癰屬膀胱經濕熱或稟賦陰虛若腫硬作痛用內托羌活湯微腫微痛用托裡消毒散若初起大痛或五日之間似消不消似潰不潰者先用仙方活命飲後用托裡消毒散若已潰食少體倦瘡不生肌脾胃虛弱者用五味異功散加柴胡升麻稟賦陰虛小便數而不斂者加減八味丸氣虛久不生肌收口用豆豉餅及補中益氣湯培養元氣若用解熱攻毒及敷圍寒涼之劑則氣血受傷必成敗症矣

一小兒患此腫硬不赤旬餘矣面赤痿黃飲食少進此脾氣虛弱也先用異功散飲食漸進漫腫漸消乃用托裡散少加肉桂而潰又用八珍湯而斂

一小兒患此久不收斂四圍微黯瘡口黑色膿水清稀寒熱晡熱脈浮而數兩寸按之如無此陽氣虛而陰血弱也朝用補中益氣湯夕用異功散半載而愈

一小兒臀瘡潰而不斂面色時赤此稟肝腎陰虛朝用八珍湯加五味子夕用加減八味丸諸症漸退又用托裡散間服而愈

一小兒臀瘡久不收斂發熱倦怠晡熱作渴此稟足三陰虛也用五味異功散加減八味丸漸愈又用托裡散而斂

一小兒臀癰久不生肌面色痿黃仍欲敗毒以收斂余曰脾主肌肉脾健則肉生遂朝用補中益氣湯夕用五味異功散及葱熨法脾氣壯肌肉生而愈

一小兒腫硬不消肉色不變此脾胃之氣虛怯不能運及患處耳朝用補中益氣湯夕用五味異功散以接虛怯之氣月餘而

消其時同患是症外敷寒凉之藥内服犀角丸者無不受害

一小兒十五歲久不愈發熱體瘦面白噯氣恪服消食清熱等藥余謂心火虛而脾氣弱也先用八味丸爲主佐以六君子湯補中益氣湯尋愈畢姻後臀間患疽漫腫堅硬肉色不變手足時冷脈浮大按之微細兩尺爲甚先用八味丸料四劑又用十全大補湯患處色正而消

内托羌活湯　治尻臀生癰堅硬腫痛

羌活　黄栢酒製各一錢　防風　藁本

當歸尾各五分　肉桂　連翹　甘草炙

蒼术　陳皮各三分　黄芪八分

右作二劑水一鍾入酒一杯煎空心服

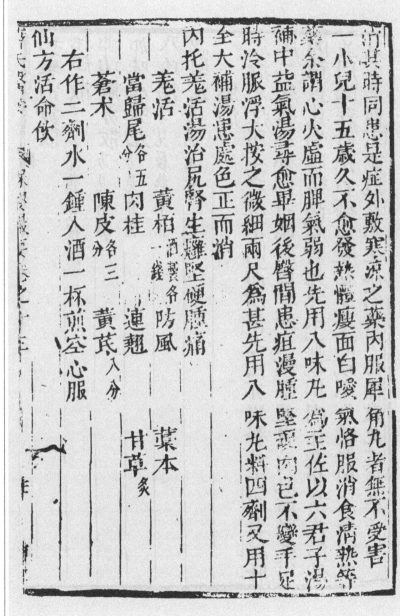

仙方活命飲

托裏消毒散

托裡散 三方見熱毒瘡瘍

神功解毒散 方見臂癰

加味八味丸 方見作渴

八珍湯 方見發熱不止

葱熨法 方見流注

腿癰八

腿癰之症所主之經不同而所治之法亦異發於內側者屬肝脾二經發於外側者屬膀胱二經漫腫堅硬者元氣虛弱也用內補黃芪湯腫勢高焮者元氣未虛也用內托柴胡黃芪湯外並用隔蒜熨法若瘀血凝結而不消或不作膿者用活命飲亦氣虛弱而不能潰及不生肌肉者用托裡散此其梗槩云爾

一小兒內臁腫痛惡寒發熱此屬肝膽經分乃用神効解毒散加柴胡白芷二劑漫腫頓消惟中央一塊尚腫又二劑而成膿以托裡消毒散潰膿而愈

一小兒腿內側前臁患毒潰後腫硬色黯膿清不斂面色青黃此脾虛肝旺兼寒邪襲於患處也當壯元氣為主先用異功散加柴胡升麻及葱熨法脾氣漸復患處漸愈佐以八珍湯豆豉飲而愈

一小兒腿內焮赤大腫發熱此血熱內欝而欲為膿耳當先殺其大勢用隔蒜灸法灼艾試蒜熱移患處二十餘炷痛始減再二十餘炷腫漸消又用仙方活命飲瘡頭出水而愈

一小兒腿內側患此膿內潰惡心倦怠面色萎黃右關脈弦大按之微細此脾胃虛弱肝木所乘也先用六君升麻柴胡四劑

元氣漸復乃佐以托裏散而愈

一小兒腿外側腫痛肉色如故用托裏消毒散二劑而腫始赤又四劑而腫赤亦退又六劑潰而膿出清稀食少體倦用異功散加芎歸仍用托裏散補其元氣而愈

一小兒漫腫堅硬肉色不變此陽氣虛而不能成膿也用托裏散如聖餅腫起色赤用托裏消毒散而膿成針之用八珍湯加肉桂漸愈因傷食吐瀉患處夭白飲食少思先用六君乾薑次用八珍湯及蔥熨法而愈

一小兒患此久不愈膿水清稀面色萎黃腹大青筋此脾氣虛而肝所侮也朝用補中益氣湯夕用五味異功散元氣稍復乃佐以四味肥兒丸及蔥熨法兩月餘而愈

一小兒腿外臁腫一塊服消毒之藥其腫益甚肢體瘦倦飲食

少思更加作痛余曰先腫□後痛者形傷氣也先痛而後腫者
氣傷形也當補接陽氣不□以投疎泄之藥後果歿機要云熱
衛之氣充滿抑遏不能行故而塞氣血腐而爲癰者當泄之以
奪盛熱之氣若人飲食疎精神衰氣血弱肌肉消薄故榮衛之
氣短促而濇滯故寒搏腠理閉欝而爲癰者當補之以接虛怯
之氣信矣

四味肥兒丸治肝脾不和患瘡瘍久不愈或兼疳症腹脹作瀉
或食積脾疳發熱瘦怯遍身生瘡

黃連炒　蕪荑　神麯　麥芽炒各等分

右爲末水糊丸桐子大每服一二十丸空心白滚湯送下

附子餅治潰瘍氣虛不能收斂或風邪所襲氣血不能運於瘡
口以致不能收斂者用炮附子去皮臍研末以唾津和爲餅

置瘡口上以艾壯於餅上灸之每日灸數壯但令微熱勿至熱痛如餅乾用唾津再和灸之以瘡口活潤爲度

六君子湯　治瘡瘍因脾氣虛弱不能生肌以致瘡口不斂若脾氣既充而瘡口不生肌肉者此寒邪所襲也更用豆豉餅或附子餅熨之

仙方活命飲

托裡消毒散　二方見熱毒瘡瘍

葱熨法

如聖餅　二方見流注

內托羌活湯　方見臀癰

五味異功散　方見用敗毒

附子餅　方見腹癰

十全大補湯方見便癰

補中益氣湯方見肌肉不生

八珍湯即四君四物

豆豉餅方見腹癰

一鶴膝風

鶴膝風者其腿漸細其膝愈麤狀如鶴膝是以名之此因稟腎經不足外邪所乘而患之初則膝內作痛外色不變伸屈艱難若一二月間焮腫色赤而作膿者可治腫硬色白而不作膿者難治初起者用大防風湯爲主佐以益氣養榮湯膿成者用補中益氣湯爲主佐以大防風湯切勿用十宣流氣等藥若不潰不斂或發熱等症者須調補脾胃爲善否則必變敗症矣

一小兒九歲患此作痛用葱熨法及大防風湯腫起色赤用仙

方活命飲補中益氣湯間服腫漸消又以獨活寄生湯與補中益氣湯間服二三月用蔥熨一次至兩月餘而消

一小兒患此大潰不斂體倦食少口乾發熱日晡尤甚此脾氣虛甚也用補中益氣湯五劑以補元氣乃用大防風湯一劑以治其瘡如是月餘諸症悉退遂用十全大補湯佐以大防風湯而斂

一小兒患此潰而不斂不時寒熱小便赤澁此血氣虛也用十全大補湯加麥門冬五味諸症頓退乃去桂苓常服佐以和血定痛丸而愈

一女子左腿作痛服流氣飲之類左膝腫硬頭運吐痰余謂此鶴膝風也其脈弦數而無力乃稟賦肝脾腎三經之症此形氣病氣俱虛者當先調補脾胃為主不信仍攻邪氣諸症蜂起余

兼服五味異功散加升麻乾薑肉桂脾氣稍健又用異功散

珍湯而潰抑間服大防風湯地黃丸而痊

一小兒兩膝漸腫傅服皆消毒之藥足頸赤腫此稟父腎氣不足用地黃丸八珍湯而消若用流氣敗毒等藥必致不起

大防風湯治鶴膝風腫痛不消或潰而不斂

附子炮　牛膝酒炒各二錢　白朮　羌活

人參　防風各二錢　杜仲去皮薑製　川芎

肉桂去皮　黃芪炒　熟地黃自製　芍藥炒各一錢五分

甘草一錢

右每服三五錢水煎仍量兒大小用之

益氣養榮湯治氣血虛弱四肢頸項等處患腫不問腫潰日久不斂俱宜服之

人參　茯苓　陳皮　貝母

香附炒　當歸酒洗　川芎　黃芪

熟地黃自製　芍藥炒各一錢　甘草炙　桔梗各五分

白术炒　柴胡六分

右每服二三錢姜水煎

獨活寄生湯

獨活　桑寄生　杜仲炒　細辛

牛膝酒炒去土　秦艽　茯苓　白芍藥

桂心　川芎　防風　甘草

人參　熟地黃　當歸各等分

右每服二三錢水煎空心乳母同服

八珍湯方見發熱不止

十全大補湯方見便癰

補中益氣湯方見肌肉不生

和血定痛丸

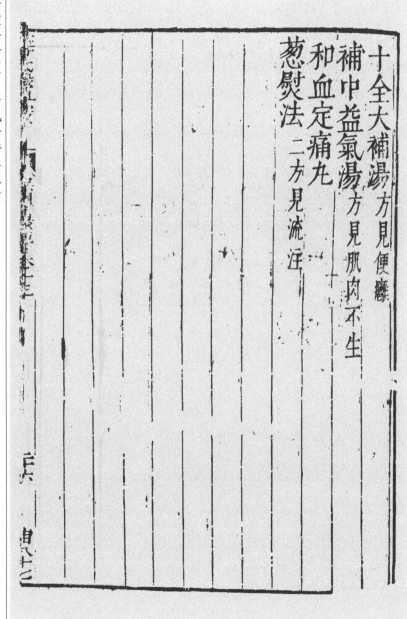

葱熨法二方見流注

古今醫統　傷寒提要卷十三

保嬰撮要卷十四 續集

薛氏醫按

吳郡薛　已著
江都吳中珩校

肺癰肺痿一

齊氏云肺癰肺痿因脾肺氣虛腠理不密外邪所乘或母食辛辣厚味遺熱於兒或兒有病過於汗下內亡津液虛火爍肺或服尅伐之藥虧損脾胃不能生肺金其症惡風咳嗽鼻塞項強呼吸不利甚則四肢微腫咳唾膿血若吐臭穢胸中隱痛脈數而實者為肺癰咳唾涎沫脈數而虛者為肺痿惡寒喘嗽者寒邪內蘊也小青龍湯咳唾膿穢者肺癰內潰也桔梗湯竊謂前症若喘咳短氣者脾肺氣虛也五味異功散咳唾膿痰左尺脈數而無力者腎氣虛也六味地黃丸咳唾膿痰右關脈數而無

力者脾氣虛也七味白术散若發熱喘嗽唾膿不食者脾肺虛甚也難治大要補脾肺滋腎水爲善仍審五臟相勝乳母七情後症倣此

一小兒感冒停食吐瀉用疎利之劑咳嗽膿血此中氣復傷而變肺癰也用桔梗湯而愈後咳嗽吐血仍用前藥佐以異功散而痊

一小兒停食服瀉藥而變肺癰余先用異功散以救脾肺次用桔梗湯以治肺癰而痊

一小兒停食服尅伐之藥唾痰腥氣面赤氣喘此元氣復傷而成肺癰也用桔梗湯膿痰頓止翌日喘甚此脾氣虛而不能生肺也用異功散加杏仁百合愈後小便澁滯服八正散小便愈澁咳嗽吐痰面赤盜汗余謂肺氣虛熱前藥虧損真陰虛火爍肺金而然用異功散以補脾土地黃丸以滋腎水遂愈

一小兒肺癰愈後咳嗽面色白或痿黃手足冷小便頻此因脾虛不能生金也服參蘇飲之類自汗盗汗昏憒發搐遺尿下氣手足如水面色青白此陽氣脫而虛寒也用人參一兩乾薑二錢大棗五枚米泔煎沸先灌一杯將熟又灌二盃連用三劑而甦更朝用補中益氣湯夕用異功散而愈

一小兒十五歲因勞傷元氣而咳嗽誤用表散之劑復傷肺氣成癰咳嗽膿血用桔梗湯爲主佐以異功散膿漸少專用異功散膿止而愈後因書課過勞自汗時嗽服外感藥咳嗽益甚胸膈痞滿呼吸不利余謂脾肺之氣虛甚而然用參芪補脾湯而痊一小兒咳嗽服參蘇飲而益甚右寸關之脉浮散余謂此風傷皮毛熱傷血脉血氣稽留蘊結於肺而成癰也不信仍服表散唾咳膿血余曰此因肺虛不能攝氣脾虛不能攝涎耳當補

脾土以生肺金又不信果殁

一小兒感冒咳嗽發散過度喘促不食痰中有血余用桔梗湯而愈後元氣未復大便似痢或用芩連枳實之類變慢脾風而辛

小青龍湯治傷風冒寒咳嗽喘急肺脹胸滿鼻塞流涕或乾嘔熱咳或作渴或作噎或小便不利或小腹脹滿此仲景之法審有是症用之及時殊有良驗

麻黄去節　赤芍藥　半夏各七錢　細辛

乾薑炮　甘草炙　桂枝各三錢　五味子半兩杵

附子二錢脉浮不用

右每服二錢水煎

桔梗湯治咳嗽膿血腥穢已成癰症

桔梗炒　貝母去心　知母炒　桑白皮炒

枳殼各一錢　地骨皮　瓜蔞仁　薏苡仁

杏仁炒五分　當歸　黃芪炒各一錢　五味子炒杵

百合炒各一錢五分　防巳一錢　甜葶藶炒五分

右每服二三錢水煎

升麻湯治肺癰膿血穢臭胸乳皆痛

升麻　桔梗炒　薏苡仁　地榆

條芩炒　牡丹皮　芍藥炒　甘草各等分

右每服二三錢水煎

排膿散治肺癰此方排膿補肺

黃芪鹽水拌炒　白芷　人參　五味子炒研碎各等分

右爲末每服一二錢蜜湯調下

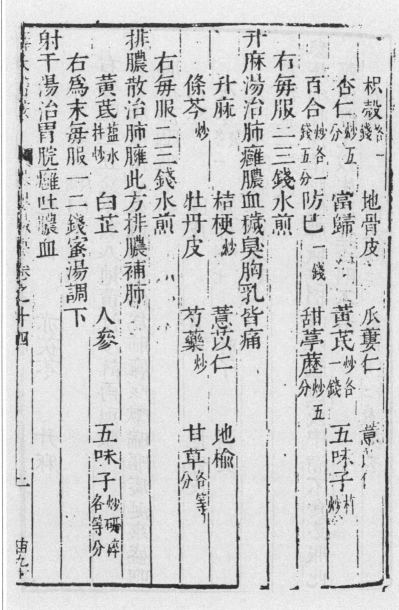

射干湯治胃脘癰吐膿血

射干去毛　梔子仁　赤茯苓　升麻

赤芍藥一兩三錢　白朮五錢

右每服三五錢，水煎，入地黄汁少許，再煎服。

人參平肺散　治心火尅肺金，傳爲肺癰，咳嗽喘嘔，痰涎壅盛，胸膈痞滿，咽嗌不利。

人參　陳皮　甘草　地骨皮

茯苓各一錢　知母炒七分　五味子　青皮

天門冬去心四分　桑白皮炒一錢

右每服二三錢。

參芪補脾湯　治肺癰脾氣虧損，咳吐膿涎，或中滿不食，必服此藥補脾土以生肺金，否則不治。

人參　白朮各二錢　黄芪炒二錢五分　茯苓

陳皮　當歸各一錢　升麻三分　麥門冬七分
五味子杵四分　桔梗炒六分　甘草炙五分
右作三服薑棗水煎
人參補肺湯治肺症咳喘短氣或腎水不足虚火上炎痰涎壅
盛或吐膿血發熱小便短澁
人參　黄芪炒　白朮　茯苓
陳皮　當歸各一錢　山茱萸　乾山藥
五味子杵　麥門冬去心　甘草炙　熟地黄自製
牡丹皮各五分
右每服五錢水煎服
五味異功散方見用敗毒之藥
七味白朮散方見發熱不止

腸癰二

張仲景云腸癰之症因飲食積熱或毋食辛熱之物所致小腹按之則痛小便數似淋腹急惡寒身皮甲錯或自汗惡寒若脉遲緊未有膿者用仙方活命飲以解其毒脉洪數已有膿者服太乙膏以下其膿小腹疼痛小便不利者膿壅滯也牡丹皮散主之竊謂經云腸癰爲病不可驚驚則腸斷而死故坐卧轉側之間須令徐緩時少飲薄粥及用八珍湯固其元氣靜養調理庶可保也

一小兒小腹作痛小便如淋身皮甲錯此腸癰也膿已成用薏苡仁湯排膿散而痊

一小兒腹中作痛時或汗出身皮甲錯小便如淋脈滑數膿已成也用大黃湯一劑下膿甚多又用薏苡仁湯而痊

一小兒小腹脹痛脉浮數按之遲緊不時畏寒大便或欲去而不去少便頻而短此為腸癰但膿未成耳不信或作痢症用清熱分利之劑諸症蜂起而歿

一小兒停食腹脹痛二便不利服草果良薑之類更加發熱作渴脈洪大而數余曰此飲食滯而蘊熱將成膿矣前藥非其治也不信仍復之腹發赤暈大便下膿而歿

一小兒患腸癰先用太乙膏後服牡丹皮散下膿而愈後因跌腹內作痛遍身皆赤良久身顯而歿蓋腸斷故也

大黃湯治腸癰小腹堅腫按之則痛肉色如常或焮赤微腫小便頻數汗出憎寒脈遲緊膿未成也急服之

大黃炒　朴硝各二錢　牡丹皮　瓜蔞仁

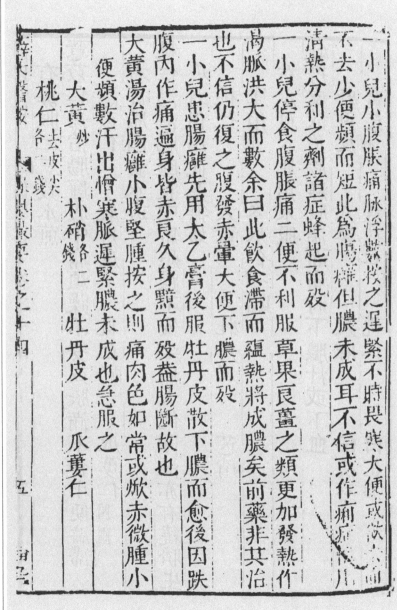

桃仁去皮尖各一錢

右每服二三錢水煎

薏苡仁湯治腸癰腹中㽲痛煩躁不安或脹滿不食小便澁滞

薏苡仁　牡丹皮　桃仁各三兩　瓜蔞仁四兩

右每服四錢水煎

桃仁湯治腸癰腹中痛煩躁不安壅痛大便閉澁亦有繞臍生瘡者但用此藥無妨

桃仁　大黃炒　牡丹皮　芒硝

犀角鎊　冬瓜仁研各二錢

右水煎入犀角末服

牡丹皮散治腸癰腹濡而痛時下膿汁或下血

牡丹皮　人參　天麻　白茯苓

黃芪炒　薏苡仁　桃仁　白芷炒

當歸　川芎　官桂　甘草各五分

木香二分

右每服三五錢

仙方活命飲方見熱毒瘡瘍

太乙膏方見跌撲外傷

八珍湯方見發熱不止

痔瘡三

痔瘍之症或因稟受胎毒或膏粱食積或母食炙煿厚味所致腫痛者濕熱作痒者風熱便秘者火盛膿潰者血熱濕熱加味槐花散風熱秦艽蒼朮湯便秘清燥湯膿潰黃芪散薰洗則葱湯槐角五倍子等藥或眞蒲黃以猪脂調敷如有兼變之症參各門治之

一小兒患痔赤腫作痛用黄連解毒湯而痛止又用托裡清肝散及加味槐角丸而痊愈

一小兒因飲食停滯發熱患痔大便不利腫痛寒熱不時發搐此脾氣傷而肝乘之也先用保和丸末二錢以柴胡山梔煎湯調服食消搐止又用四味肥兒丸數服而愈

一小兒十二歲不戒厚味醇酒不時作痛或大便秘結小便澁滯用龍膽瀉肝湯治之而安後飲燒酒前症復發遍身色赤煩躁飲冷醋半鍾赤熱悉退腫痛頓減

一小兒因乳母食炙煿之物肛門腫痛用清胃散母子並服子又服四味肥兒丸而愈後因乳母恚怒胸脇作痛頻飲糖酒兒病復作發搐母先服加味小柴胡湯二劑次服加味逍遥散兒服四味肥兒丸而愈

一小兒肛門腫痛大便不通服大黃之藥腫痛益甚仍欲攻毒余曰此因脾氣復傷而然也用異功散加升麻爲主佐以加味槐角丸腫痛漸退又用黃連解毒湯而出膿用蕪荑蒼术而瘡愈

一小兒肛門腫痛發熱飲水口鼻氣熱此脾肺經實熱先用瀉黃散二服而熱退又用枳殼散而痛止用金銀花散而腫痛消後母食膏粱兒患復作母用清胃散而腫痛消

一小兒誤吞信石遍身發赤嘔吐煩渴肛門腫痛便秘飲冷服冷米醋一鍾赤暈立消腫痛頓止又用黃連解毒湯金銀花而愈

一小兒痔瘡不時腫痛服加味槐角丸而愈至十四歲而復作發熱體倦肛門墜腫用地黃丸八珍湯堅腫漸消元氣漸愈或間

止藥餌勞役不節皆能仍作用前藥隨愈畢姻後肛門腫潰而串臀用補中湯地黄丸臀間漸愈殘用追蝕等藥堅核雖消痛傷元氣瘡口不合余用八珍湯地黄丸兩月而斂後不守禁忌又且攻毒以至屢發元氣日虚而殁古人云善服藥不若善保養信夫

苦參散治痔瘡腫痛發熱

枳殼麩炒　黄連　大黄　甘草

荆芥　苦參　赤芍藥　黄芩

右水煎蘸洗

加味槐花散治腸風下血痔瘡腫痛發熱便秘

槐花　熟地黄　白术　青皮

荆芥穗　川芎各二分　當歸身　升麻各四分

枳殼麩炒五分

右水煎服

秦艽蒼术湯治痔瘡大便堅硬小便頻數內熱作渴

秦艽　蒼术各五分　澤瀉　防風

桃仁　皂角子仁炒　當歸尾　黃柏

山梔炒各三分

右作二劑水煎服

清燥湯治大腸風熱血燥秘結不通痔瘡等症

生地黃　山梔　麻子仁研各五分　黃芩

川芎　羌活　黃柏　郁李仁

芍藥　當歸尾　甘草各四分　澤瀉二分

右水煎服

黄芪散治痔瘡并一切潰瘍虚弱發熱

茯苓　黄芪炒　當歸　川芎

白芍藥　白芷各五分　升麻　山梔炒各二分

右水煎服

枳殼散治痔瘡腫痛或下血

枳殼去穰麩炒　槐花　荆芥　皂角子仁炒

蝟皮炙各等分

右爲末每服一錢滚湯下作丸亦可

加味槐角丸治症同前

槐角炒　枳殼麩炒　當歸　黄芩

皂角仁炒　蝟皮炙　秦艽　白芷各等分

右爲末每服一二錢水煎服或蜜丸量兒大小服

又方治痔痛不可忍者

羊膽一個　氷片五分

右以氷片爲末羊膽塗之

丹石散治痔瘡熱痛如神

黄丹　滑石各等分

右爲末新汲水調塗日三五次

勝雪膏治痔瘡熱痛不可忍

片腦　鉛白霜各等分

右爲末好酒研成膏塗之隨手愈

又方用生括蔞根研如泥猪油調塗

黄連解毒湯方見作痛不止

托裡清肝散方見囊癰

四味肥兒丸方見疳骨癖

加味小柴胡湯方見熱毒瘰癧

加味逍遙散方見發熱不止

龍膽瀉肝湯方見下疳瘡

下疳陰痿　四

下疳陰痿皆屬肝火濕熱或稟賦肝經陰虛腫痛發熱者肝火濕熱也先用加味小柴胡湯再用龍膽瀉肝湯腫痛便赤者肝火陰虛也用加味逍遙散加龍膽草生地黃潰而腫痛不消者小柴胡湯加芎歸黃芪潰而腫痛已消用四物湯加丹牡皮柴胡蓋肝屬木得雨露則森茂遇酷日則萎軟若誤謂虛寒投以熱劑輕則囊莖生瘡重則腐而難斂皆宜滋腎水生肝木清肝火故云肝氣熱則莖痿宗筋弛縱陰莖腫脹或出白液或痒痛

裡急筋縮挺縱不收或精出使下此名筋疝俱肝火也

黄宗伯季子初生時母弃於水逾日不死復收之遂成喘嗽頷腋臂股各結塊核潰而色紫悞觸之痛徹於心服辛溫化毒等劑不應時已弱冠予曰初生喘嗽者形寒傷肺也既長而喘嗽者肝火刑肺也故結核俱在肝膽部分始用補中益氣湯後用九味蘆薈丸不月諸症悉愈此稟母之肝火而患也

一小兒下疳潰爛發熱作渴日晡尤甚此肝疳而脾氣虛也用補中益氣湯後用九味蘆薈丸諸症悉愈

一小兒二歲莖痿濕痒時出白津余以爲肝火不信或與溫補腎經後陰囊焮腫莖中作痛余用龍膽瀉肝湯六味地黄丸而愈

一小兒睾丸作痛小便赤澁寒熱作嘔此肝火濕熱不利用小

柴胡湯加山梔車前子茯苓而愈睪丸陰子也

一小兒睪丸腫痛小便黃澁寒熱作渴此肝火所致用小柴胡湯加山梔車前子并九味蘆薈丸間服而消

一小兒陰莖腫痛腹內一塊或作痛或上攻小便不調此稟肝火為患用龍膽瀉肝湯九味蘆薈丸愈後形氣消爍發熱作渴此肝火制脾土而然也用益氣湯蘆薈丸異功散而安

一小兒陰莖作痒搔破出水小便赤澁此稟肝腎陰虛火動用龍膽瀉肝湯清肝經濕熱佐以地黃丸補腎肝陰虛而愈後乳母惱怒小便澁滯兩肋腫痛兒陰復痒驚搐困倦用異功散以補脾土用地黃丸以滋腎肝而愈

一小兒十五歲患下疳久不愈形氣骨立不時寒熱小便不調飲食少思此稟肝疳虛羸也朝用益氣湯以培胃氣夕用地黃

丸以滋腎水爲主佐以九味蘆薈丸治疳而痊

一女子十五歲面青善怒體瘦作渴天癸未至不時寒熱日午生瘡後患陰瘡濕痒無寐善驚此稟肝脾虛羸之變症也救脾氣遂朝用補中益氣湯夕用加味歸脾湯諸症漸愈以九味蘆薈丸而痊

一女子十四歲稟肝經濕熱肌體消瘦寒熱如瘧下部患瘡先用加味小柴胡湯寒熱頓退但晡熱少食用加味逍遙散爲主以九味蘆薈丸爲佐而愈出嫁後前症仍作另用雜藥瘡口翻出如菌余用龍膽瀉肝湯加味逍遙散而愈

一小兒十五歲患下疳晝課過勞飢寒發熱頭痛形氣殊倦腿足痠軟左關脈洪數左尺脈洪數而無力余謂此稟肝腎陰虛兼飲食勞役之症也宜先調補胃氣以滋化源不信或以爲陰虛

濕熱下流恪服四苓四物之類諸症益甚余曰陰虛謂脾經虛也脾爲至陰以丁火爲母虛則宜補丁火以生巳土腎屬水以辛金爲母腎虛則宜補辛金生癸水也今因脾經陽弱而陰虛反用沉寒之劑復傷陽氣以絕化生之源欲保其不危難矣果歿

龍膽瀉肝湯治肝經濕熱不利下部生瘡兩拘腫痛或腹中作痛小便澀滯等症

龍膽草酒拌炒黃　澤瀉　車前子炒　木通

生地黃酒拌　當歸酒拌　山梔　黃芩炒

甘草各等分

右水煎食前服

加味小柴胡湯即小柴胡加山梔牡丹皮治肝膽經有熱下部濕瘡寒熱痛

熱潮熱等症 方見熱毒瘰癧

六味丸治肝腎陰虛下部生瘡或發熱作渴小便頻數或腎水不足而不能生肝木致血燥筋攣頸項肢節等處結核或潰而不能收斂或肝腎虛弱發熱盜汗肢體消瘦小便赤澀尿血下血或大小便牽痛氣短痰嗽吐血眩運耳聾口燥齒痛失音腰腿疲軟此皆稟不足也 方見作渴不止

敷藥必效散治下疳腐潰作痛

黃連　黃柏　龍膽草各一兩　輕粉五分

右為末油調搽入片腦更效若用當歸膏調傅尤佳

如聖散治下疳腐久不愈

五倍子二錢　片腦一錢　黃連五錢　蘆甘石煅三錢

右各為末乾敷毒未盡者加黃連末三錢

九味蘆薈丸方見疳瘡

加味清胃散方見熱毒口瘡

聖愈湯方見出血不止

補中益氣湯方見肌肉不生

八珍湯方見發熱不止

加味歸脾湯方見腸癰

四君子湯方見腹癰

仙方活命飲　托裡消毒散二方見熱毒瘡瘍

便癰

便癰五陰謂兩拗小腹兩邊

約中患之

便癰因肝火肝痛或稟肝經熱毒若初起腫硬作痛者先用龍膽瀉肝湯一二劑腫痛不減用仙方活命飲二劑五七日不減腫尚硬亦用前二藥各一劑如不消或更痛欲成膿也用活命

飲一劑却用托裡消毒散加柴胡山梔一二劑若膿已成而不潰者血氣虛也用托裡消毒六二劑膿已潰而痛不止者[illegible]不解也用活命飲一劑若膿已出而反痛者益氣虛也用內補黃芪湯膿已潰而發熱煩躁者氣虛血脫也用當歸補血湯膿已潰而惡寒發熱者血氣俱虛也用十全大補湯膿已潰而惡寒者元氣虛也用補中益氣湯膿已潰而不生肌者脾氣虛也用六君子湯若稟賦怯弱或因飲食勞倦而爲患者但用補中益氣湯加射干白消散使不分經絡不別虛實概行攻伐虧損氣血則輕者難治重者必變症甚至不起

一小兒腫痛色赤寒熱似瘧小便不通此肝經濕熱用龍膽瀉肝湯一劑小便清利寒熱頓除又用加味逍遙散加龍膽草二劑腫痛悉退而愈

一小兒患此腫硬作痛小便澁滯先用龍膽瀉肝湯小便頓利又用活命飲一劑而消後腹腫赤作痛此欲作膿也先用活命飲二劑殺其大勢却用托裡消毒散加柴胡山梔三劑以指按之腫隨指復起此膿已成也用托裡散一劑翌日針之膿出腫消再用托裡散而愈

一小兒患此服大黄等藥瀉而腸鳴腹腫硬痛少食此脾胃復傷而變症也用五味異功散加升麻柴胡木香飲食漸進乃去木香加黄芪當歸數劑而膿成又用托裡散加皂角刺而膿潰乃去皂角刺倍用參芪而愈

一小兒瘡勢已成用消毒之藥其腫散漫自汗發熱惡寒少食此氣血虚甚也用大補湯四劑針之膿出腫消却用托裡散八珍湯服而愈

一小兒膿成不潰誤用大黃之類以下膿泄瀉不止腫硬色白腹痛欲嘔手足並冷此脾氣虛而復傷也用異功散加升麻薑桂四劑乃去羌桂加歸芪二十餘劑膿潰而愈

一小兒潰後咬牙呵欠尋衣捻物此肝經氣血虛也先用八珍湯加鈎藤鈎五味子諸症頓愈又用托裡散及八珍湯而痊

一小兒潰後驚悸發搐呵欠咬牙此心肝二經氣血俱虛也先用補心湯安神丸虛症尋愈再用八珍湯托裡散肌肉漸生却用地黃丸而瘡口斂

一小兒患此久不愈頭重胸滿飲食少思此稟脾胃虛弱也先用補中益氣湯加蔓荊子諸症尋愈次用八珍湯佐以五味異功散月餘瘡口漸斂仍用十全大補湯而痊

一小兒十五歲稟賦虛弱因勞役過度患此寒熱如瘧用補中

益氣湯將愈惑於人言誤服大黃之藥吐瀉大作手足厥冷寒熱尤甚余用六君子加薑桂諸症稍愈但赤腫不消此欲作膿也又數劑後朝用益氣湯夕用大補湯五十餘劑而痊

一小兒潰後腫硬肌肉不生瘡口不斂余欲滋其化源以生肝血不從仍伐肝清熱以致元氣日虛惡症蜂起而歿夫肺者腎之母脾者肺之母今旣不滋肺腎以生肝木又傷脾土以絕肺腎之化源其不死者鮮矣

一小兒十四歲每飲食勞倦則惡寒發熱兩拗患腫余用益氣湯而愈彼惑於人言乃服大黃之類發搐口噤手足並冷亘久少甦余用大料益氣湯數劑而安又二十餘劑而愈

一小兒兩拗患腫小便澄白肢體消瘦發熱眼劄此稟肝火之症用龍膽瀉肝湯為主四味肥兒丸為佐各數服腫熱漸退改

用四味肥兒丸爲主龍膽瀉肝湯爲佐又各數服將愈及用地黄丸而痊

一小兒兩拗腫痛小便不利或赤白濁此係肝火熾而脾氣傷也朝用補中益氣湯夕用地黄丸各數劑而愈後因過勞盜汗發熱兩拗仍腫用前藥佐以地黄丸而愈

一小兒每勞則兩拗腫痛小便白濁夜間發熱此稟肝火脾虛而元氣下陷也用補中益氣湯清心蓮子飲後患下疳用四味肥兒丸加味逍遥散而愈

一小兒兩拗腫痛小便赤澁或兼澄白此肝脾疳症先用九味蘆薈丸數服諸症漸退次用四味肥兒丸二十餘服而愈

一女子兩拗腫痛小腹作痒小便赤澁發熱晡熱月經不調先用加味小柴胡湯四劑腫漸消次用加味逍遥散諸症漸愈佐

以四味肥兒丸而愈

一小兒十四歲每飲食勞倦隨患寒熱兩拗腫痛服大黃之類發搐口噤手足並冷良久少甦余用大劑補中益氣湯數劑而安又二十餘劑而腫痛愈

一小兒患此腫硬色白形氣俱虛余謂當補脾胃則腫硬自消不信乃以鋼器壓之及傳山藥內服伐肝之藥遂致不起夫鋼金也山藥屬金金能制木肝經有餘之症當用之今不足之症宜滋腎水而反尅之不起宜矣治者不可不察

一小兒患此腫硬作痛自汗盜汗體倦少食此稟虛弱也非補元氣不能腐化成膿非補脾胃不能生肌斂口彼嫌迂緩另用萬金散毒從大便出而內消一服咽下連瀉數次皆飲食再服瀉下鮮血遍身皆青余曰此陰陽二絡俱傷也辭不治經云陽

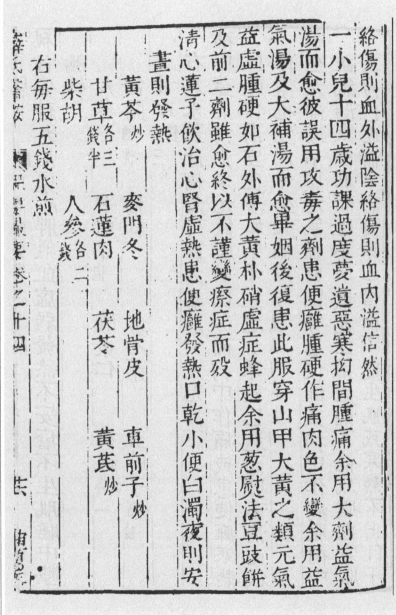

絡傷則血外溢陰絡傷則血內溢信然

一小兒十四歲功課過度夢遺惡寒拗間腫痛余用大劑益氣湯而愈彼誤用攻毒之劑患便癰腫硬作痛肉色不變余用益氣湯及大補湯而愈畢姻後復患此服穿山甲大黃之類元氣益虛腫硬如石外傳大黃朴硝虛症蜂起余用葱熨法豆豉餅及前二劑雖愈終以不謹變瘵症而歿

清心蓮子飲治心腎虛熱患便癰發熱口乾小便白濁夜則安晝則發熱

黃芩炒　麥門冬　地骨皮　車前子炒

甘草各三錢半　石蓮肉　茯苓　黃芪炒

柴胡　人參各二錢

右每服五錢水煎

秘旨安神丸治稟心脾氣血虛弱發熱不安瘡不生肌睡中驚悸

人參　半夏湯泡　酸棗仁　茯神各一錢

當歸酒洗　橘紅　赤芍藥　五味子五粒杵

甘草炙三錢

右爲末薑汁糊丸芡實大每服一丸薑湯下

補中益氣湯治稟元氣虛弱因勞而拘中作痛或患便癰寒熱口乾作渴宜此湯加射干主之如寒熱已退而腫不消此欲作濃也宜用十全大補湯方見肌肉不生

十全大補湯治稟元氣虛弱因勞患便癰或拘中作痛服補中益氣湯寒熱退而腫不消散此血氣虛而不能成膿也宜服此湯已成而不能潰或已潰而不能生肌或寒熱不止自汗

盗汗膿清不斂者但服此藥則元氣自復諸症自愈

白茯苓　人參　當歸　白朮炒

黄芪炒　川芎　肉桂去皮　白芍藥炒

熟地黄自製　甘草炒各等分

右每服三五錢薑棗水煎服

內補黄芪湯方見發熱不止

龍膽瀉肝湯方見下疳瘡

九味蘆薈丸方見喉痺

四味肥兒丸方見附骨癰

補心湯方見胎毒瘡瘍

六味地黄丸方見作渴不止

加味小柴胡湯方見熱毒瘰癧

囊癰　亦附陰囊患癰

囊癰屬肝經濕熱或稟胎肝熱所致初起腫痛小便赤澁者濕熱壅滯也先用龍膽瀉肝湯如不消用仙方活命飲若腫痛數日不止欲作膿也用托裡消毒散若腫未潰而小便不利者毒氣壅滯也當分利之膿已成而小便不利毒氣未解也當針泄之膿出而反痛者氣血虛也當補益之若元氣無虧雖陰囊患潰睪丸懸露亦不爲害若乳母恚怒令兒患此者加味逍遥散肝經氣血虛者八珍散加味柴胡山梔俱加漏蘆子母並服

一小兒小便澁滯腫痛寒熱此肝經濕熱也用龍膽瀉肝湯而消但內熱倦怠此兼脾氣虛弱也用四君子加柴胡山梔芎歸而愈

一小兒腫痛寒熱用尅伐之藥不能成膿用托裡清肝散而膿

潰用托裡散而瘡斂後寒熱如瘧小便閉塞用小柴胡湯加山梔龍膽草車前子而愈

一小兒患此大潰痛甚煩躁飲冷此餘毒尚在與活命飲二劑腫痛頓退又用四君柴胡山梔四劑諸症悉退及托裡散而痊

一小兒陰囊赤腫作痛針而膿出頓安忽發熱作渴此邪氣去而真氣虛也用聖愈湯及八珍柴胡山梔將愈因乳母恚怒復作用加味逍遙散加漏蘆與母服其兒頓愈

一小兒陰囊每與赤腫必因其母恚怒及飲酒而發余審其因怒用加味逍遙散加漏蘆飲酒用加味清胃散加乾葛神麯與母服之其兒隨愈

一小兒陰腫小便赤澁此稟肝經有熱也用加味小柴胡加漏蘆與母服子日飲數滴四劑而愈

一小兒患此腫硬不消發熱作痛大便不實飲食無味此消導過多而脾胃傷也先用異功散數劑元氣漸復又用托裡散加柴胡山梔而膿成針之膿出發熱惡寒此血氣俱虛也用大補湯加柴胡山梔寒熱頓止又數劑而漸愈後因勞發熱臃痛用益氣湯托裡散瘡口漸斂而愈

一小兒十六歲患此膿清晡熱遺精盜汗此稟元氣虛甚也用大補湯地黃丸料各二十餘劑元氣稍復又各三十餘劑汗止熱退犯房事患處頓黯昏憒吃逆手足並冷此脾氣虛寒之惡症用獨參湯四劑而甦用大補湯加乾薑四分陽氣漸復乃去乾薑又二十餘劑而痊

一小兒患此潰而腫硬不消服敗毒散傳寒涼藥肌肉不生瘡口開張膿清色黯自汗余謂非補脾則肌肉不生彼欲速效乃

外用生肌散反助其邪致生瘀肉填塞瘡口半載不愈用異功散加當歸黄芪三十餘劑又用托裡散隔蒜灸而愈

一小兒囊癰出血久不愈左頰色青赤此心肝二經風熱而血不歸經也先用加味逍遥散六味地黄丸清肝熱滋腎水而血止用托裡散而瘡愈

一小兒患前症膿清發熱久而不斂左頰青兩顴赤余謂稟肝腎陰虛而兩位青赤脾胃氣虛而膿清不斂當補足三陰爲善不悟泛用雜藥後果歿

一小兒患前症久不愈面色皎白左頰爲甚余謂前症屬肝木面白屬肺金左頰屬肝經乃金來尅木爲賊邪況小便如淋乃肝腎二經氣絶也辭不治後果歿於金旺之日盖肝爲腎之子腎爲肝之母設預爲調補腎水必不致於危也

托裡清肝散

人參　黃芪炒　當歸　川芎

芍藥炒　白朮　茯苓　金銀花

白芷炒　甘草炒　連翹　柴胡各七分

山梔各四分

右每服二三錢水煎

錢氏蚯蚓散治腎子腫硬先用葱椒湯煎洗次以乾蚯蚓糞津唾調敷須避風冷濕地

世傳治小兒陰囊腫大用甘草煎濃汁調蚯蚓糞塗之立効

山藥膏治兩拗及小腹腫痛或痒用山藥研爛頻傅患處乾則易之

補中益氣湯方見肌肉不生

異功散方見服敗毒之藥

八珍湯

加味逍遥散二方見發熱不止

活命飲

托裡散二方見熱毒瘡瘍

加味小柴胡湯方見熱毒瘰癧

聖愈湯方見出血不止

十全大補湯方見便癰

加味清胃散

四君子湯二方見腹癰

地黄丸方見作渴不止

足指凍瘡附耳凍瘡

足指凍瘡因受寒處怯故寒邪易乘氣血凝滯久而不愈則潰爛成瘡治法須壯脾胃溫氣血則死肉自潰良肉自生若骨脫筋連者宜急剪去否則毒延腳面而死蓋肢末之處氣血難到又為外邪遏絕則氣血不能運行若用湯盪火烘其肉即死而不仁至春必潰腐脫落元氣無虧雖患無害如外敷寒藥內服消毒之劑則元氣受傷必成敗症凡初凍時熱手頻熨之為妙北方凍耳若誤以手觸之其耳即落大寒能裂膚墮指然信矣

一女子數歲值嚴寒北土因失所恃而足受冷侍婢用熱湯泡之至春月房中穢氣其父覺之脫襪方見十指俱爛但未墮耳予用托裏之劑助其陽氣潰脫以保其生

一小兒仲冬嚴寒兩耳受凍不知痛痒令人以熱手徐徐頻熨內用溫補脾氣之劑及敷白蘞散而愈

一小兒七歲冬間足指凍痛用燒湯浸洗至春潰脫瘡口不斂足趺腫痛余謂此元氣虛弱須補胃氣以生肌肉不信乃用寒凉消毒之劑腫消黑色自以爲愈余曰此脾胃虛極元氣不能運及患處也後兩腿麄細而歿

一小兒撲傷足趺少許遂成凍瘡作痛不止用火烘之肉死至春足脫臏水淋漓不能收斂而歿此症若能調養脾胃使元氣不傷則肌肉自生豈至於死哉

白蘞散

白蘞一兩　黃栢炒黑五錢

右爲末乾摻患處

湯火瘡八

湯火之症若發熱作渴小便赤澁者內熱也用四物加山梔連

翹甘草若肉未死而作痛者熱毒也用四君加芎歸山梔連翹若肉已死而不潰者氣血虛也用四君加當歸黃芪外傅當歸膏或栢葉末蠟油調搽至白色其肉自生若因烟薰將死者以生蘿蔔汁灌之即甦若飲食後被湯火所傷發熱腹脹惡食發搐變症者當參食積驚搐門治之

一小兒火傷兩臂焮痛大便不利小便赤澁此火毒蓄於下焦也用生地黃當歸芍藥木通山梔赤茯苓生甘草一劑二便調和而痛止更以四物加山梔參芪白芷甘草而壞肉腐又數劑而新肉生

一小兒火傷足脛專用敗毒之劑膿水淋漓日晡腫脹此脾虛下陷也用補中益氣湯及八珎湯而愈

一女子沸湯傷胸兩月不斂脈洪大而虛發熱作渴此陰虛火

毒所乘用四物加柴胡丹皮熱渴頻止用加味逍遥散瘀肉去而新肉生

一女子被烟薫痰氣上壅不省人事用蘿蔔汁灌之而甦但體倦欲睡仍令啗蘿蔔汁乃服六君子湯加桔梗山梔而安傷輕者蘿蔔搗汁飲之亦可

一小兒火傷臂間誤用生肌散陰囊潰脫久而不愈此助其藥毒而然也余用當歸膏及四君子加芎歸旬餘肉生而痊

一小兒火傷其足用冷水浸之腫痛益甚服敗毒藥死肉不潰此脾胃氣傷而血滯也用六君子加芎歸而愈後因勞役寒熱以八珍散加升麻柴胡白芷而痊

一小兒火傷腿用寒凉之藥久不愈腿細筋攣食少晡熱此因生肌藥助其邪寒凉損其胃也用益氣湯當歸膏不月而斂

一小兒熱湯傷足久不愈膿水清稀口乾足熱患處腫黯晡熱盜汗肢體骨立此稟腎氣虛弱寒藥傷脾而然用益氣湯地黃丸三月餘佐以托裡散如聖餅而愈

一小兒沸湯傷腿搽藥結痂難於屈伸痛不可忍用四物加白朮茯苓及當歸膏而愈

一小兒沸湯所傷胸腹皆潰久而不愈診脉弱按之而有力蓋脾主肌肉當調補脾胃為主外敷之藥當緩不信恪用敷貼之而發

一小兒湯傷脛潰而色赤如赭日晡熱甚右關脉浮而數按之則澀此肝木乘脾土血虛而然耳乃外傅內服皆於攻毒後果發

神效當歸膏治湯火等瘡不問已潰未潰肉雖傷而未壞者用

之自愈肉已死者用之自潰新肉易生搽至肉色[illegible]始盡生肌最速蓋當歸生地黃麻油二蠟皆主生肌止[illegible]血續筋與新肉相宜此方余已刊行治者多驗

當歸　生地黃各一兩　麻油四兩　黃蠟一兩如白者止用五錢

右先將當歸地黃入油煎枯去柤將蠟熔化候冷攪勻即成膏矣用塗患處將細紙蓋之發背癰疽杖瘡潰爛用之尤效凡死肉潰爛將脫止有些須相連者宜用利刀剪去恐死肉有毒去遲則傷新肉矣死肉去盡尤宜速貼蓋新肉最畏風寒不可忽也

乳香定痛散治傷損及一切瘡瘍潰爛疼痛

乳香　沒藥各五錢　滑石一兩　冰片一錢

右為細末搽患處痛即止甚効

猪蹄湯治一切癰疽杖瘡潰爛消腫毒去惡肉潤瘡口

白芷　黄芩　當歸　羌活

赤芍藥　蜂房（多蜂兒者爲佳）　生甘草（各五錢）

右用猪蹄一隻水四五碗煮熟去油柤取清湯入前藥煎數沸去柤溫洗隨用膏藥貼之

四物湯（方見腸癰）

六君子湯（方見腹癰）

如聖餅（方見流注）

翻花瘡九

翻花之症由瘡瘍潰後風寒襲於患處或肝火血燥生風或乳母肝火生風必致瘡口胬肉突出如菌或如指大小長短不同如風邪乘襲者先用補中益氣湯加防風天麻風寒凝滯者先

用十宣散加羌活天麻兒肝火生風者先用加味逍遙散加羌活天麻母肝火生風者先用加味小柴胡湯次用加味逍遙散加漏蘆天麻其風邪所乘外用豆豉餅風寒所凝外用葱熨法更用太乙膏護瘡口突肉不消更以藜蘆膏塗之如瘡口不斂而惡寒發熱者元氣虛也用補中益氣湯晡熱內熱者氣血俱虛也用八珍湯倍加參芪食少難化者脾氣虛也用五味異功散若飲食少思大便不調或肌肉消瘦小便澄白者此兼肝脾疳症也用九味蘆薈丸以清肝火用五味異功散以補脾氣外仍用熨治之法

一小兒腿外臁患癰瘡口陷而色黑翻出如菌久而不愈此元氣虛弱寒邪滯於患處用十宣散加羌活天麻及附子餅患處漸赤改用葱熨法而漸白此寒邪去而元氣虛眞色發見也用

補中益氣湯及藜蘆膏而痊

一小兒臂患癰瘡口色白肉突翻或如菌或如指用追蝕之藥去而復作余謂肝肺氣虛用益氣湯再用托裡散藜蘆膏而愈

一女子脇間患癰瘡口色赤翻出肉如菌寒熱如瘧此肝經血燥生風所致先用加味逍遙散後用加味小柴胡湯及藜蘆膏而愈

一小兒患此瘡口色赤腫痛時出血膿此肝經血分有熱用加味逍遙散加生地黃四劑却以生地易熟地月餘血熱漸退又用八珍湯藜蘆膏而突肉減用十全大補湯元氣復又用托裡散而瘡痊

一小兒患天蛇毒膿出後指腫大色黯瘡口胬肉手背漫腫而不赤飲食少思大便不實憎寒發熱惟用敗毒行氣之藥余謂

此脾胃虛弱不能消化飲食生長肌肉外禦風邪非瘡毒□也朝用益氣湯夕用異功散兩月餘諸症漸愈後因飲食過□吐瀉患處不紅活出清水用異功散葱熨法藜蘆膏而愈

一女子臂癰潰後瘡口突肉如菌用毒藥蝕之突肉益甚面青寒熱經候不調此肝經血燥而生風脾氣虛而不能生肌耳先用加味逍遙散五味異功散兩月餘却用地黃丸托裡散而愈

一小兒患前症用藥腐去瘡口不斂朝寒暮熱余謂因氣血俱虛而然也法當調補脾胃則氣血自生瘡口自斂不悟仍攻其瘡而歿

一女子十五歲患前症腐去而復生面色青而或赤余謂此肝膽二經風火妄動蓋肝血爲陰爲水肝氣爲陽爲火宜生腎水滋肝血使火自息而風自滅不信乃用祛風之劑致血燥妄行

瘡口出血不止而死蔾蘆膏治瘡口弩凸起或出二三寸肉者

蔾蘆 不拘多少

右爲末以生猪脂擂和搽凸弩肉上

八珍湯

加味逍遥散 二方見發熱不止

補中益氣湯 方見肌肉不生

托裡散 方見熱毒瘡瘍

十全大補湯 方見便癰

五味異功散 方見敗毒之藥

地黄丸 方見作渴不止

豆豉餅

隔蒜灸法 二方見流注

多骨疽十

多骨疽由瘡瘍久潰脾胃虧損氣血不能營於患處邪氣陷襲久而筋爛骨腐故骨脫出非禀胎所有也當補脾胃壯元氣內用大補湯地黃丸外以附子餅葱熨法祛散寒邪補接元氣則骨自脫瘡自斂若用剋伐之劑復傷真氣鮮有不危嬰兒患之當調補乳母外用葱熨以蔵月除之尤不可用追蝕之藥

一小兒足內患之日流清膿惡寒發熱大便去而不了皆元氣虛而下陷也先用補中益氣湯加乾薑肉桂諸症漸復乃用十全大補湯及如聖餅出碎骨而愈

一小兒臂患之時出清膿惡寒發熱此元氣虛也朝用補中益氣湯夕用四君歸芪半載常出細骨一塊又用六味丸而愈

一小兒患之目睛白多飲食難化手足並冷此禀命門火衰而

脾胃虛寒也先用八味丸異功散如聖餅出碎骨乃用六味丸
大補湯而愈若攻瘡邪不固元氣必不活矣
一小兒十四歲閃足腕間用敗毒之劑腫硬色黑余謂此元氣
虛而外寒凝滯也用回陽膏六君肉桂十餘劑腫黯漸消又用
冲和膏托裡散餘毒漸散又佐以大補湯針之出清膿甚多即
惡寒發熱此陽隨陰散而氣虛也用六君加肉桂參芪各二錢
寒熱頓止却用八珍湯托裡散豆豉餅而愈
一小兒足跗腫硬肉色不變形氣倦怠外傳內服皆敗毒耗氣
之藥余謂經云形傷痛氣傷腫乃稟賦足三陰虛羸之症也當
滋補元氣若行攻伐虛虛之禍不免矣彼以爲迂仍用前藥足
跗變黯腫至腳腕余用大補湯異功散各五十劑以調補脾胃
及蒸熨患處祛散寒邪補接陽氣漫腫漸消瘡肉赤色但日而

潰此元氣漸復之善症也然固元氣充實瘀肉可腐新肉可生又惑於速效之説傳追蝕生肌之藥患處復黯色惡並臻而殁

十全大補湯方見腹癰

補中益氣湯方見肌肉不生

八珍湯方見發熱不止

托裡散方見熱毒瘡瘍

如聖餅

葱熨法

豆豉餅三方見流注

冲和膏一名陰陽散方見寒凉之藥

八味丸即六味地黄丸加肉桂附子各一兩方見作渴

漏瘡十一

瘰癧之症因稟氣血不足或久病血氣虛弱或兒脾肝食積內熱不能生肌或乳母七情不和脾氣不能收斂當審其所因調補元氣佐以如聖餅葱熨之類爲善若用流氣破血追蝕等藥反爲敗症矣餘當參各門主之

一小兒患在臂間腫硬不消面色痿黃膿水清稀此元氣虧損之症用八珍湯爲主六君子湯爲佐漸愈因飲食失節惡寒發熱用六君子加升麻柴胡而安用益氣湯加異功散而斂

一小兒腿內側患之寒熱發渴此肝脾二經氣血虛症也盖胃爲五臟之本先用五味異功散加升麻柴胡月餘胃氣始復乃用地黃丸補腎水以生肝血而愈

一小兒臂間發癧按之至肉方痛肉色不變形體消瘦面目多白余謂此稟腎經虛症當補脾肺以滋化源反用寒涼尅伐之

藥脾氣大虛患處肉死又用追蝕之藥死肉雖去瘡口不斂而歿一小兒四歲尚解顱余用地黄丸而顱闔至十六顱微腫硬發熱唾痰余謂屬腎經氣不足水泛而爲痰氣傷而爲腫不信反用火針敗毒破而出水余曰腎主骨骨而爲癰元氣虧敗余何能爲後果歿惜哉

一小兒患在臂外側瘡口潤張腫硬色黯發熱惡寒手足時冷此少陽經陽氣虛寒不能生肌收斂也當助胃氣不信仍行攻瘡而歿

一小兒十五歲足跟患之二年不愈日出清膿數滴余謂稟腎氣虛弱也不信畢姻後腫硬寒熱仍用攻伐之藥而歿

如聖餅

葱熨法 二方見流注

八珍湯方見發熱不止
六君子湯方見腸癰
補中益氣湯方見肌肉不生
六味地黄丸方見作渴不止

五瘤十二

經云肝主筋心主血脾主肉肺主氣腎主骨故云肝爲筋瘤心爲血瘤脾爲肉瘤肺爲氣瘤腎爲骨瘤小兒患之多因稟賦不足乳母七情起居飲食失調致兒五臟不和内火沸騰血凝氣滯也夫瘤者留也隨氣凝滯臟腑受傷氣血不和所致五瘤之外更有脂瘤粉瘤虱瘤蟲瘤之類若行氣破血或傅寒凉追蝕之藥或用蛛絲纏芫花線等法以治其外則悮矣

一小兒因乳母鬱怒臂前腫硬皮色如常日出膿水乃脾肺

之虛症也用加味歸脾湯如聖餅三月餘腫漸消後因飲酒熱兒患處復腫用加味逍遥散母服二十餘劑兒日服杯許腫漸退仍以前藥久服而愈

一小兒頭後患之久不斂目睛多白此稟腎虛之症母子並服六味丸補中湯外以六味丸料加鹿茸作餅熱熨患處每日一次而斂

一女子腿外臁一瘤寸許色赤破而血逆漂甚多發熱作渴先用當歸補血湯渴熱漸愈又用加味逍遥散瘡口尋愈

一小兒落草大腿外股如指尖一塊肉色如常按之不痛至數月誤觸破出如粉漿內股焮痛寒熱如瘧手足抽搐如急驚狀此膿水出多氣血虛而內生風也先用異功散加鈎藤鈎二劑又用八珍湯加鈎藤鈎而安用托裡散而痊

一小兒二歲項間自分娩有二核余謂但調治乳母其兒自愈彼欲速効外塗牡礪礬黄之類內服海藻蓬朮之類脾胃復傷而歿

一小兒九歲項間患之余謂禀腎肝血燥所致當滋水生木不信另用藥破之膿水淋漓仍服散堅之藥而歿

一女子腿前腫一小癰作痒搔破出蟲如蚊而飛去寒熱如瘧乃肝經之症即虱瘤之類用加味逍遥散而愈又有一種髮瘤破開有髮屬腎經之症也

加味歸脾湯 方見腹癰

地黄丸 方見作渴不止

加味逍遥散

八珎湯 二方見發熱不止

六神散方見熱毒瘡瘍

補中益氣湯方見肌肉不生

五味異功散方見敗毒之藥

如聖餅方見流注

保嬰撮要卷之十四畢

保嬰撮要卷十五 續集

薛氏醫按
吳郡薛　己著
江都吳中珩校

作痛不止

瘡瘍作痛當審邪之所在症之所因如寒熱而痛邪在表也用人參敗毒散便秘而痛邪在裏也用內疎黃連湯腫焮作痛血凝滯也用仙方活命飲介作而痛者用托裡消毒散排之膿脹而痛者針之膿潰而痛者補之氣虛而痛則用四君歸芪血虛而痛則用四物參芪大抵形傷痛氣傷腫不知此數者徒以乳香没藥爲止痛之方則非所以爲法矣仍審五臟相勝相兼之症而治之後倣此

一小兒腿癰潰而作痛服敗毒之藥腫勢益甚更嘔腹痛余謂

膿出而反痛攻毒而反嘔甚屬胃氣虛弱明矣急宜補之或謂瘡無補法仍用前藥諸症蜂起余用六君乾薑木香胃氣漸復再用益氣湯托裡散而愈東垣丹溪云膿出而反痛此爲虛也宜補之穢氣所觸和解之風冷所逼者溫養之信矣

一小兒臀瘡潰而作痛脉洪數而有力緣乳母食厚味胃經積熱所致母服清胃散子服瀉黃散痛止又母子服加味逍遙散而愈

一小兒項患瘰癧腫作痛左頰色赤此膽經熱毒母用仙方活命飲末一服痛止再服而潰又用加味小柴胡湯加味逍遙散母子俱服而斂

一小兒左脇腫痛赤色而硬此稟膽經熱毒所致也子服活命飲母服加味小柴胡湯而軟又子服三味解毒散母服加味逍

遍散而潰復惡寒不食腹脹吐酸此脾氣弱而飲食停滯也用六君子湯脾氣漸健用托裡散肌肉漸生又嘔吐寒熱面色青白此脾氣虛而肝邪所侮也用異功散加柴胡升麻而安又用異功散加當歸黃芪而愈

一小兒臂患瘡赤腫作痛服大黃藥敷鐵箍散腫痛頓消余曰此脾氣虛瘡內陷不知痛耳非毒退而內消也遂朝用益氣湯夕用異功散各數劑色微赤微腫又用蔥熨法及托裡散而瘡消後或再用前藥則患處得寒而愈滯胃氣得寒而不生多致不起矣

一小兒臂瘡潰而作痛瘡口色白面赤飲湯此禀腎膀胱陰虛也朝用八珍湯夕用加減八味丸諸症漸退面色頭白此熱退而真虛之色見也用托裡散異功散而愈

一小兒胸患瘡作痛發熱大小便秘此邪在裡也先用大連翹飲一服發痛頓止更以五味異功散加升麻白芷而愈

一小兒面患瘡焮痛發熱惡寒此邪在表也先用荆防敗毒散解其表邪次用七味白术散固其胃氣而愈

一小兒背患瘡焮腫大痛發熱飲冷服敗毒之藥其痛益甚此膀胱經熱毒熾盛也用活命飲加麻黄羌活一劑諸症頓退乃去麻黄羌活又二劑而膿潰再用清熱消毒飲而瘡斂次年腹患癰焮腫作痛大便不通其勢雖劇然屬形病俱實用活命飲加硝黄一劑大便即通腫痛頓止又用清熱消毒散而痊

一小兒腿癰潰而膿清脉弱面色痿黄自汗有痰余謂當補脾肺彼以爲緩遂降火敗毒嘔吐喘嗽余曰脾肺氣絶也不信後果歿

一小兒臂癰潰而面黃痰喘余謂稟脾腎氣虛不信乃服四物黃栢知母而歿余治此症用地黃丸補中湯滋其化源多有生者若用四物黃栢之類益傷脾肺乃速其危也

神効解毒散治一切瘡瘍作痛不止凡初起腫者服之即消已潰仍腫者服之即退已潰不解者服之即愈嬰兒母亦服自裂

金銀花一錢　甘草節五分　黃芪炒　皂角刺炒

當歸各三錢　乳香　沒藥各一錢

右為末每服三錢酒煎為末溫酒調服亦可如瘡已潰腫痛已止者去乳沒金銀花倍加黃芪

黃連解毒湯治瘡瘍煩燥飲冷脉洪數或發狂言

黃芩　黃栢　黃連俱炒　山梔各一錢五分

右㕮咀用一二錢水煎熱服

內疏黃連湯治瘡瘍發熱而嘔大便秘結脉洪而實

黃連炒 芍藥炒 當歸各二錢 檳榔

木香各五分 黃芩炒 梔子炒 薄荷

桔梗炒 甘草 連翹 大黄炒各一錢

每服一二錢薑水煎

乳香定痛散治瘡瘍潰爛疼痛

乳香 沒藥各五錢 滑石 寒水石煅各一兩 氷片一錢

右爲細末乾敷患處

小柴胡湯加山梔牡丹皮即加味小柴胡湯治肝膽經部分瘡瘍作痛或身熱

惡寒頸項強直胸脇作痛方見瘰癧

三味解毒湯方見出血不止

加減八味丸方見作渴不止

五味異功散方見敗毒之藥

清胃散

四物湯

四君子湯三方見腹癰

大連翹飲方見臂癰

荆防敗毒散即人參敗毒散加荆芥防風方見發斑

葱熨法方見流注

清熱消毒散方見熱毒口瘡

仙方活命飲

托裏消毒散

托裏散三方見熱毒瘡瘍

七味白朮散

八珍湯

加味逍遙散三方見發熱不止

瀉黃散方見頭面瘡

作嘔不止

丹溪先生云：腫瘍時嘔，當作毒氣攻心治之；潰瘍時嘔，當作陰虛補之。此論其常耳。竊謂前症如腫赤焮痛而嘔者，熱毒甚也，用仙方活命飲；作膿而嘔者，血氣虛也，用五味異功散；膿脹而嘔者，血氣虛也，用六君子加歸芪；便秘而嘔者，熱在臟也，用內疏黃連湯；寒藥服多而嘔者，胃氣傷也，用托裏健中湯；食少胃寒而嘔者，托裏益中湯；中虛寒淫而嘔者，托裏溫中湯；肝氣乘脾而嘔者，托裏抑青湯；胃虛停痰而嘔者，托裏清中湯；胃虛自病而嘔者托裡益黃湯鬱結傷脾而嘔者托裡越鞠湯徐院令云治癰疽不可一日無托裡藥確哉是言也蓋毒氣者熱有餘也陰虛者脾不足也皆因脾氣虛弱以致之但宜調補中氣則正氣復而邪氣自去矣嬰童當兼治其母

一小兒臂患瘡服消毒之劑作嘔少食腫硬不消面色痿黃此脾胃氣虛而藥復傷也用六君木香乾姜更增腹痛此虛甚也以前藥入附子一片諸症頓退後飲食停滯作嘔不食先用保和丸一服次用異功散而愈

一小兒腿癰膿清作嘔瘡口不斂肝腎二脉洪數此因稟腎水不足而肝火爲患用六味地黃丸以補腎九味蘆薈丸以清肝而愈

一小兒手患瘡作嘔流涎面色痿黃余謂脾氣虛寒遂用六君

乾羌木香而嘔止又用補中益氣湯而涎止不數劑而瘡愈

一小兒瘡痛作嘔手足並冷此因痛而胃氣復傷也用六君乾羌藿香痛嘔頓止又用異功散加升麻柴胡而瘡亦消

一小兒面患瘡作嘔手足並冷面赤作痛此胃經熱毒所致先用仙方活命飲而痛止又用清熱消毒散而瘡愈

一小兒腹患瘡作嘔便秘發熱飲冷畜熱也用內疏黃連湯而便通嘔止又用清熱消毒散而瘡內消

一小兒腿患瘡用護心散嘔吐不食手足並冷余曰此非毒氣內攻乃胃虛耳宜用異功散補之彼反見疑仍索前藥余以異功散爲末作護心散與服嘔止食進又用托裡散膿潰而愈後語其故猶不信其效至此也

一小兒臂患瘡服護心散嘔吐腹脹余曰此脾胃復傷耳不信

仍復攻毒益加泄瀉余先用托裡溫中湯一劑次用六君薑桂又用五味異功散而愈

一小兒項患瘡作嘔面黄發熱飲湯余謂胃氣虛熱不信反清熱敗毒更加吐瀉而殁

一小兒面患瘡作嘔發熱作渴飲湯余謂胃氣虛而作嘔不能化生津液而作渴不信另用雜藥攻毒致吐瀉吃逆而殁

托裡益黄湯治瘡瘍因脾胃虛弱寒水反侮土飲食少思嘔吐泄瀉等症 自製

人參　白术炒各七分　陳皮　茯苓　半夏

炮薑　丁香　炙甘草各二分　右薑水煎服

托裡越鞠湯治乳母鬱怒肝脾內熱致兒患瘡瘍母子並服 自製

人參五分　白术炒一錢　陳皮四分　川芎

半夏　山梔炒　蒼朮各三分　炙甘草二分

右薑棗水煎嬰兒乳母並服

托裡健中湯治瘡瘍陽氣虛寒腸鳴切痛大便溏泄嘔逆昏憒此寒變而內陷也急用此藥緩則不救潰瘍誤服寒劑多患之自製

羌活三分　木香　附子炮　益智　丁香

沉香各三分　茴香五分　陳皮　炙甘草五分

右薑水煎徐徐服之

托裡清中湯治瘡瘍脾胃虛弱痰氣不清飲食少思等症自製

人參　白朮炒　陳皮　茯苓各五分

半夏三分　桔梗二分　甘草炒　柴胡各二分

右薑棗水煎服

托裏溫中湯治瘡瘍元氣虛弱或因攻藥所傷飲食少思或嘔泄瀉等症 自製

人參　白朮　茯苓各一錢　半夏

炮薑各四分　甘草炒　肉桂　黄芪炒各一錢五分

右每服三五錢薑棗水煎

托裏益中湯治瘡瘍中氣虛弱飲食少思或潰而不斂或腫而不消 自製

人參　白朮炒　陳皮炒　茯苓

半夏　炮薑各五分　木香　甘草炒各三分

右薑棗水煎

托裏益青湯治瘡瘍脾土虛弱肝木所侮以致飲食少思或胸膈不利 自製

人參　白朮炒各五分　陳皮炒　茯苓

半夏各三分　芍藥炒一分　柴胡二分　右薑棗水煎服

保和丸

六味丸二方見發熱不止

九味蘆薈丸方見腮癰

六君子湯方見腋癰

補中益氣湯方見肌肉不生

五味異功散方見用敗毒之藥

清熱消毒散方見熱毒口瘡

仙方活命飲

托裡消毒散

托裡散三方見熱毒瘡瘍

内疏黄連湯方見作痛不止

出血不止三

瘡口出血有因五臟相勝陰陽不調而血不止者有因乳母六淫七情之氣不平而血妄行者若因肝火内動用四物山梔牡丹皮肝經血虚用六味地黄丸心虚不能統血用四物參术丹皮酸棗仁脾虚不能統血用四君山梔牡丹皮脾氣鬱滞用歸脾湯脾肺氣虚用補中益氣湯氣血俱虚用十全大補湯陰不足而肝火内動用六味地黄丸柴胡梔子散加五味子大凡失血過多而見煩熱發渴等症勿論其脉不問其症急用獨參湯以補其氣經云血生於氣苟非參芪歸术甘温之藥决不能愈若發熱脉大者多不治

一小兒十一歲眉間一核似赤小豆許出血如注發熱倦怠食

少體倦此肝經血熱脾經氣虛也用柴芍參苓散九味蘆薈丸而痊

一小兒流注出血吃逆腹痛手足並冷用六君子及獨參湯而益甚此陽氣虛寒之甚藥力未能及也遂連服數劑諸症漸搐用月許將愈因飲食失宜寒熱發搦血出此脾氣虛肝火所乘也用異功散加升麻柴胡而安又用八珍四君而愈後因勞心發熱頭痛另服清熱之劑汗出口噤良久方省服大補湯數劑而安又用八珍湯而愈

一女子臂患瘡出血余謂血虛用聖愈湯而愈後因怒復作如前先用聖愈湯又用加味逍遙散將愈因惑於人言別服降火之劑吐瀉腹痛余用異功散聖愈湯而愈

一小兒頭瘡出血睡中發搐審其母素有鬱怒發熱用加味逍

逍散加味歸脾湯母服之而子自愈

一小兒頭面生瘡出血右顋赤色口乾飲冷此胃經有熱先用清胃散漸愈又用加味解毒散而愈

一小兒臂瘡出血脉浮大按之無力右寸關為甚此脾肺氣虛不能攝血歸源先用補中益氣湯而血止又用托裏散而瘡愈

一小兒頭面生瘡出血作痛發熱飲冷此胃經實熱而血妄行也先用仙方活命飲諸症頓愈又用清熱消毒散而瘡口漸斂

一女子十四歲患瘰癧不時出血面青善怒余謂肝膽經氣虛而血不能歸經也欲滋腎水以生肝木不信反清熱敗毒血不止而歿

一小兒患骨疽內潰膿出甚多後瘡口出血惡寒體倦脉之如無余謂陽隨陰散而氣脫用獨參湯補之不信而歿

東垣聖愈湯治諸瘡膿血出多心煩不安不得眠睡

熟地黄　生地黄各二分　當歸　川芎三分　黄芪炒五分

人參三分　右水煎服

歸脾湯治瘡瘍脾氣虛不能攝血歸經而瘡口出血或乳母脾經鬱熱致兒患瘡發熱出血或瘡口不斂者方見脇癰

獨參湯治瘡瘍潰後氣血俱虛瘡口出血或發熱惡寒作渴煩躁宜用此藥以補氣則血自生而歸經此陽生陰長之理用

人參一兩　薑十片　棗十枚水煎服

三味解毒散治瘡瘍熱毒出血或藥熱毒金石毒者尤宜用之自製

金銀花一兩　甘草五錢　牛黄一錢量大用之

右爲末每服五分白湯調下

四物湯方見腹癰

柴芍參蘇飲方見熱毒瘰癧

柴胡梔子散方見脇癰即梔子清肝散

六味地黃丸方見作渴不止

加味逍遥散

當歸補血湯二方見發熱不止

補中益氣湯方見肌肉不生

十全大補湯方見便癰

九味蘆薈丸方見喉痺

四君子湯

清胃散

六君子湯三方見腹癰

異功散方見用敗毒之藥

托裡散

仙方活命飲二方見熱毒瘡瘍

清熱消毒散方見熱毒口瘡

肌肉不生四

肌肉乃脾胃所生收斂皆氣血所主二者相濟以成者也若肌肉不生而色赤者血熱也用四物山梔牡丹皮脯熱內熱者血虛也用四君歸地牡丹皮膿水清稀者氣血俱虛也用十全大補湯食少體倦者脾氣虛也用補中益氣湯煩熱作渴起居如常者胃熱也用竹葉黃芪湯煩熱作渴小便頻數者腎虛也用六味地黃丸肉腐而不潰者用烏金膏若肉潰而不斂者用六君子湯殘吳脈洪大而作渴乃真氣虛而邪氣實也此為難治

大凡瘡瘍久而不愈者皆元氣不足或因邪氣凝滯於患處苟能調補脾胃則元氣自足元氣既足則邪氣自消死肉自潰新肉自生而瘡自斂矣使不保其本而槩敷生肌之劑是反助其邪後更潰爛耳

一小兒臂癰久不斂日晡倦怠敷追蝕之藥腐壞而不斂余謂因脾氣虛而不能生長肌肉朝用益氣湯夕用異功散月餘而痊

一小兒腿癰色赤久不生肌日晡發熱此脾經血虛也用四君歸芎柴胡牡丹皮熱漸止而肌漸生後因停食吐瀉瘡色變此脾氣虛弱用益氣湯異功散而痊

一小兒臂瘡久不生肌余曰臂屬膀胱乃氣血難到之所此稟腎虛而患者當調補脾氣滋養陰血遂用五味異功散地黃丸

而痊

一小兒腎癰潰而不斂發熱作渴小便頻數仍欲降火余謂此稟腎經陰虛而火動耳用補中益氣湯加減八味丸而愈畢姻後腎復患癰欲速効服敗毒散潰而發熱脉洪數而無力腎部爲甚仍用益氣湯八味丸爲主佐以八珍湯異功散而愈

一小兒腿瘡久不生肌腫痛色赤此脾胃虛而濕熱也用益氣湯加黃栢防已漸愈又用四君柴胡升麻而痊

一小兒臀瘡腐而作痛不止肌肉不生口乾作渴右關脉洪數此胃經火盛之惡症先用竹葉黃芪湯二劑而痛止又以四君加升麻白芷而愈

一小兒臀間腫硬色不變面目皎白余謂稟腎不足反行敗毒日出清膿而殁

一小兒頸間腫硬余謂肝腎不足不信乃用雜藥後頸間胸脇膝骨皆腫各用火針出水瘡口開張而殁

補中益氣湯治小兒稟賦不足榮衛之氣短促寒薄腠理閉鬱而為瘡瘍或因瘡瘍服剋伐之劑氣血虧損而不能消散或已潰氣血虧損而不能生肌或惡寒發熱煩躁倦怠飲食少思等症

人參　黄芪炒　白朮炒　甘草炒　當歸

陳皮各五分　柴胡　升麻各三分　右薑棗水煎服

神效烏金膏治瘡瘍肉死不腐塗之即腐未死塗之即生若初起腫痛搽點數處其毒頓消若患頑瘡元氣無虧久不收斂内有毒根者以紙撚蘸紝之即效其方用巴豆仁一味炒黑研如膏點於患處臨用修合庶不乾耳此法雖不出于方書

余製而用之良有奇驗故並籍焉

五味異功散方見用敗毒之藥

四君子湯方見腹癰

加減八味丸即六味丸加五味子四錢肉桂一錢

四物湯方見腹癰

十全大補湯方見便癰

竹葉黄芪湯

六味地黄丸二方見作渴不止

保和丸方見發熱不止

發熱不止五

瘡瘍發熱初患乃毒氣所焮已成乃内焮作膿已潰乃血氣虧損不可槩行敗毒以傷元氣盖未成者當分邪之在表在裡將

尤者當分邪之可攻可補已成者當分膿之作與未作膿已成者當分膿之淺深高漫膿已潰者當分痛之止與不止若作膿而發熱者用仙方活命飲作膿而發熱者用托裡消毒散膿潰而發熱者用加味托裡散膿出而發熱者用八珍黄芪午前發熱者陽氣虛也用補中益氣湯午後發熱者陰血虛也用四物加參芪日晡惡寒發熱者陽氣下陷於陰分也用補中益氣湯發熱作渴小便頻數者腎氣虛弱也加減八味丸膿血多而熱者陽無所附也十全大補湯日晡而熱者氣血虛也八珍湯若無寐而熱者内補黄芪湯煩躁者血脱也當歸補血湯自汗而熱者胃氣虛也四君子湯惡寒發熱者肺氣虛也補中益氣湯或四君黄芪當歸主之亦有五臟相勝夾食夾驚或乳母六淫七情所致者不能備述治者臨症詳之

一小兒腿癰發熱腫痛肉色不赤此形氣虚而病氣實也先用活命飲二劑隨用益氣湯二劑外用葱熨法而愈

一小兒十五歲得患癰傳服皆敗毒之藥腹痛腫硬此脾胃復傷而然也朝用異功散夕用大補湯兩月餘而愈

一小兒十一歲腿內側患癰漫腫堅硬肉色不變自汗盜汗此稟肝脾虚羸也用大補湯異功散元氣漸復膿潰針之仍服前藥而愈

一小兒腿內股患瘡發熱不愈診乳母肝脾血虚有熱用異功散加柴胡升麻及加味逍遥散與乳母服兒日服數匙兩月餘而愈

一小兒臂癰腫痛色白余用托裡之劑不從反內外用敗毒之劑發熱不食手足並冷仍欲敗毒余曰此脾胃復傷而變症耳

若再行攻毒則胃氣益損五臟皆虛諸症蜂起矣乃用益氣湯佐以異功散而漸安

一小兒潰後發熱飲乳不歇面目或赤此胃氣虛熱津液不足而作渴也用白术散末以乳調服而愈後發熱作嘔吐酸腹脹此乳食停滯先用保和丸異功散各末一服又用托裡散八珍湯而痊愈

一小兒潰後發熱懶食日晡益甚此脾氣虛弱也先用四君升麻歸芪飲食漸進次用八珍并用皮發熱漸止後用托裡散而痊

一小兒腹癰潰後發熱作渴手足並冷余謂脾胃陽虛用六君薑桂治之不信反清熱敗毒果吃逆腹痛而歿

一小兒臀癰潰而發熱面色青白服敗毒藥益甚余謂脾氣虛

寒而陽陷於外非熱也用人參理中湯不信後吐瀉手足並冷
而發

加味托裡消毒散治潰瘍餘毒發熱作痛

人參　黄芪炒　當歸酒拌各一錢　川芎　芍藥

白芷　茯苓各五分　金銀花　甘草　連翹

乳香　沒藥各三分　右作三劑水煎服

八珍湯治潰瘍氣血俱虛者用此方主之若因脾氣虛弱而不
能生血者宜用異功散

當歸一錢　川芎五分　芍藥炒七分　熟地黄酒拌

人參　白朮　茯苓各一錢　甘草炙五分

右每服三五錢薑棗水煎

加味逍遙散治因乳母肝脾血虛發熱致兒患瘡或兒肝脾有

熱致瘡不愈

當歸　甘草炙　芍藥酒拌　茯苓　白朮炒各一錢

柴胡　牡丹皮　山梔炒各七分

右作四劑水煎服若乳母肝脾血虛內熱或寒熱遍身搔痒等症尤宜用之

七味白朮散治胃氣虛弱或因尅伐或因吐瀉口乾作渴飲食少思作渴飲冷者去木香

藿香　白朮　木香　白茯苓　甘草炒

人參　乾葛各等分

右每二錢水煎服

保和丸治飲食停滯發熱者不可多服

神麯炒　山查　半夏　茯苓　陳皮各一兩

連翹　蘿蔔子各五錢

右爲末糊丸小桐子大每服二三十丸白湯送下化服亦可

加白术名

大安丸

當歸補血湯治瘡瘍血氣虧損或妄服峻劑致血氣俱虛肌熱大渴喜飲目赤面紅晝夜不息其脉洪大而虛重按全無其症似宜服白虎湯但脉不長實爲可驗耳若服白虎湯必死

黄芪炙一兩 當歸二錢

右水煎徐徐服

内補黄芪湯治潰瘍膿水出多或過服敗毒之劑致氣虛血弱發熱無寐或兼盗汗内熱或不生肌自製

黄芪炒二錢 人參 白术炒 茯苓 陳皮

當歸各一錢半 酸棗仁炒一錢 五味一杵 甘草炒各五分

右水煎徐徐服

十全大補湯方見便癰

葱熨法 方見流注

補中益氣湯 方見肌肉不生

四君子湯

六君子湯 二方見腹癰

仙方活命飲

五味異功散

托裏散

托裏消毒散 四方見熱毒瘡瘍

加減八味丸 方見作渴不止

大便不通六

瘡瘍大便不通初起則審所致之因所見之症而行內疏外表之法已潰則分血氣虛實傳變之症而用托裏滋補之法不可

泛用苦寒疎導之劑恐復傷眞氣則腫者不能消散成膿潰者不能生肌收斂故丹溪先生云癰瘍內外皆虛宜托裏表散爲主潰瘍內外皆虛宜托裏補接爲主治者審之

一小兒胸患癰腫痛熱渴大便不通脉沉數而有力此形病俱實而邪在內也用涼膈散大便隨通而痛頓減又用活命飲微腫隨散瘡頭出膿又用托裏消毒散而愈

一小兒腹癰腫痛大便不通脉洪數而有力兩寸關爲甚此表裡俱有邪也用大連翹飲去大黃一劑大便頓通再用活命飲一劑諸症頓退又用淸熱消毒散而消

一小兒臂癰腫痛大便乾澁用瀉黃散但面色痿黃此脾經氣血虛也先用補中益氣湯加熟地黃兩月餘大便漸利惡寒發熱此邪氣去而眞氣虛也用托裏散八珍湯而痊

一小兒臂癰潰而作渴煩熱大便不通脉洪大而虛用當歸補血湯及四物加黄芪各二劑而便通又用八珍湯托裏散而瘡斂

一女子患流注大便不通乾澁色赤或黄頭暈惡寒此脾腎氣虛而血弱也用補中益氣湯加桃仁杏仁麻子仁而大便潤去三仁加蔓荆子而頭暈愈又用托裏散而瘡痊

一女子患瘰癧便結面赤口乾晡熱此肝腎陰虛而內熱也先用加減八味丸八珍湯兩月餘大便漸通又用加味逍遥散佐以五味異功散而大便通用九味蘆薈丸而瘡愈

一小兒十五歲瘰癧二年矣余謂稟腎肝陰虛燥熱用地黄丸之類而愈後大便結燥用通幽湯爲主佐以八珍湯之類兩月餘而漸愈彼欲速效另服碑記黑丸子通而不止虛症並臻余

仍用前法半載而愈

一小兒痢瘥後而大便秘結發熱作渴兩頤赤色余謂腎肝陰虛用地黃丸通幽湯而愈次年畢姻後大便仍秘用潤腸丸余曰東垣云少陰不得大便以辛潤之以苦泄之不信仍用前藥後果歿

一小兒腹癰潰而大便澀滯面赤作渴余謂腎開竅於二陰乃稟腎陰不足不信反用疎導之藥泄瀉不止而歿

一小兒臂癰潰而大便不利或利而後重或虛坐努力余謂脾氣虧損用補中益氣湯不悟仍用下利之藥吃逆腹痛而歿

涼膈散治實熱大便不通或咽喉作痛口舌生瘡或便溺赤澁發熱譫語睡臥不安妥

大黃　朴硝　甘草　連翹　山梔

黄芩　薄荷葉各等分　右爲末每服少許蜜湯調服

大連翹飲方見胃癰

清熱消毒飲方見熱毒口瘡

加味逍遥散

當歸補血湯二方見發熱不止

補中益氣湯方見肌肉不生

活命飲

托裏散二方見熱毒瘡瘍

九味蘆薈丸方見喉痺

大便不止

瘡瘍泄瀉不止或因膿血出多脾氣有傷或命門火衰不能生土或脾氣虚寒不能司攝或禀腎虚不能禁固或乳母脾胃虧

損元氣下陷致兒爲患若瀉而煩熱無寐脾氣虛也用東垣聖
愈湯瀉而口乾飲湯胃氣虛也用錢氏白术散瀉而煩渴飲水
胃經有熱也用東垣瀉黄散瀉而色黄飲食不化或腹中作痛
脾氣虛弱也用六君加木香瀉而色黄小腹重墜或大便了而
不了脾氣下陷也用補中益氣湯瀉而色青飲食少思腹中作
痛肝木侮土也用六君木香升麻柴胡東垣先生云診右關脉
弦風邪傷脾也用芍藥甘草湯之類右關脉洪熱邪傷脾也用
三黄丸之類右關脉緩本經濕邪傷脾也用平胃散之類右關
脉濇燥邪傷脾也用異功散加當歸或四君子湯加熟地黄之
類右關脉沉細寒邪傷脾也用益黄散理中丸之類寒甚加附
子大凡飲沸湯而不知熱者陽氣虛寒之症也急用四君桂附
飲冰水而不知寒者陽氣亢熱之症也急用清凉飲之類又法

以手足並冷者爲虛寒用五味異功散加薑桂不應急加附子手足不熱者爲虛熱用五味異功散七味白术散手足並熱者爲實熱用瀉黃散多有更生者

一小兒臂癖久潰飲食後即泄瀉小腹重墜面色或痿黄或皎白兩寸脉短不及本位按之若無此脾氣虛寒下陷不能升化而然用八味丸補命門火佐以益氣湯以培胃氣月餘漸愈更佐以二神丸兩月餘而瘡愈

一小兒腿癖潰後泄瀉飲食少思手足並冷多在侵晨夜間此變脾腎虛寒也用四神丸六君薑桂漸愈以益氣湯間服而愈

一小兒便癖久不愈泄瀉面黄手足時冷小腹重墜此脾氣虛弱下陷之惡症也朝用益氣湯內人參五錢白术二錢夕用異功散內人參三錢白术二錢更以人參一兩煎湯代茶兩月餘

而愈至十七歲畢姻後患便難泄瀉手足並冷幾危余謂命門火衰用八味丸益氣湯而愈

一小兒流注潰後作瀉飲食難化余謂脾氣虛弱用六君子湯而愈後因停食泄瀉手足並冷用六君薑桂不應用人參一兩附子一錢數劑諸症始退却用獨參湯月許而愈

一小兒瘰癧泄瀉面青腹脹審乳母乳頭乳房作痛蓋乳房屬胃經乳頭屬肝經乃肝木勝脾土而然耳兒病正屬是經乃母子同病也朝用益氣湯夕用六君升麻柴胡爲主佐以四味肥兒丸母子同服並愈

一小兒瘰癧泄瀉服分利之劑小便不利面黃少食余謂因脾肺氣虛不能分布諸臟朝用益氣湯夕用異功散諸症悉愈

一小兒瘰癧作瀉面青腹脹此脾虛而肝侮也用異功散爲主

以四味肥兒丸爲佐諸症漸愈却用肥兒丸爲主蕪荑散爲佐而愈

一小兒臂癰久不愈大便泄瀉小便不調發熱作渴余謂腎開竅於二陰故二便不調此稟腎氣虛熱而然也用地黄丸益氣湯之類諸症漸退肌肉漸生瘡口自愈

一小兒瘰癧兼瀉形氣皆立此肝脾疳症用異功散三劑却用蚵蟆丸一服月餘而愈

一小兒十五歲已近女色患此服十宣散久不愈余謂當大補元氣不信致惡寒發熱或作渴唾痰或頭目眩暈或手足發熱去後大小便牽痛形體骨立余謂此精血未滿而虧損所致用補中益氣湯加減八味丸日以人參二兩煎湯代茶三月餘而愈

一小兒十五歲腿癰將愈而作瀉余用補中益氣湯及六君子湯而愈後因功課勞神飲食失節或時復瀉余謂胃氣未復仍用前藥不信另服消導之藥泄瀉不止而發夫胃氣和平飲食入胃精氣則輸於脾土歸於肺行于百脈而成榮衛若飲食一傷起居不時損其胃氣則上升精華之氣反下降而飧泄非升陽補氣決不能愈

八味地黃丸治諸瘡因命門火衰不能生脾土致血氣虛弱不能生肌而瘡口不合或變諸敗症又諸瘡愈後小便頻數大便作泄飲食不入作渴發熱肌肉不生之聖藥但世人未經試驗而不信用惜哉

熟地黃（用生地黃酒浸透砂器內九蒸九晒仍搗乾八兩）　山茱萸（酒拌取肉）

山藥（各四兩）　牡丹皮　白茯苓　澤瀉（各三兩）

炮附子一兩 肉桂用厚者括去外皮净一兩

右以地黃酒拌濕杵膏各味爲末和勻再入酒糊丸少許[illegible]大小白湯送下

四神丸治脾腎虛弱大便不實飲食少思或泄瀉腹痛又治腎虛五更初瀉

肉荳蔻二兩 補骨脂四兩 五味十二兩 吳茱萸一兩

右爲細末用紅棗六十五枚生薑六兩水二鍾煮乾取棗肉丸桐子大每服二三十丸白湯送下或化服

二神丸治瘡瘍因脾腎陰虛泄瀉

補骨脂四兩 肉荳蔻生用二兩

右爲末用紅棗四十九枚生薑四兩水一鍾煮乾取棗肉丸桐子大每服二三十丸白滾湯下

補中益氣湯方見潰瘍內不生

五味異功散方見用敗毒之藥

六味地黃丸方見作渴不止

六君子湯方見腹癰

獨參湯方見出血不止

四味肥兒丸方見貼骨癰

蚵蟇湯即蟾蜍丸方見諸疳口瘡

小便不通八

瘡瘍小便不通者其因不一當分經絡虛實而藥之若心小腸熱而不通者用黃連導赤散心經氣虛用養心湯肝經實熱用龍膽瀉肝湯肝經虛熱用地黃丸脾經實熱用瀉黃散脾經虛熱用四君子湯肺經實熱用黃芩清肺飲肺經虛弱用補中益

氣湯腎經燥熱用滋腎丸腎經虛熱用地黃丸設若潰而惡寒發熱氣血虛也用八珍湯手足並冷陽氣虛寒也用四君子湯加乾薑升麻手足不冷乃脾氣虛弱也用四君柴胡升麻半夏寒熱往來氣血虛也用十全大補湯大便了而不了脾氣虛而下陷也用補中益氣湯切不可輕用疎導之劑復傷元氣致腫者不能起發腐潰潰者不能生肌收歛須臨症制宜而治庶無悞矣

一小兒頭患瘡小便不利胸滿少食此脾肺氣虛也先用益氣湯飲食頓進又用八珍湯加五味子小便頓利末用托裡散而瘥

一小兒患腹癰小便不利大便乾實此形病俱實先用八正散一劑二便隨通又用加味清胃散二劑再用仙方活命飲一劑

而痊

一小兒兩脇胸間或兩腿內側患瘡瘍小便不利或作或輟診乳母肝脾脉洪數母服加味逍遙散子服梔子仁散加柴胡而痊

一小兒臂瘡服敗毒之藥小便不利腹脹作嘔此胃氣復傷陽氣虛弱而然耳先用六君薑桂一劑嘔脹頓止再用異功散小便如常後用托裡散而瘡愈

一小兒患流注小便不利面白口乾手足時冷悉因脾肺氣虛之所致也用益氣湯加山藥五味子諸症漸愈又用托裡散而瘡愈

一女子臂瘡飲食少思小便不利余謂脾肺氣虛不能化生先用四君黃芪當歸小便尋利又用五味異功散托裡散而瘡愈

一小兒患便癰悞服敗毒之劑虧損元氣不能成膿余用托裏之藥潰之而愈後小便不利面色痿黃四肢時冷余謂脾肺氣虛不能下輸膀光用補中益氣湯不信另服滲利之藥嘔吐腹痛手足並冷余先用四君薑桂再用補中益氣湯之類元氣漸復小便漸利

一小兒患腹癰潰而膿清不斂面色青黃余謂肝木侮脾土用六君柴胡升麻及補中益氣湯之類而愈後小便頻數而少服木通車前之類乃純陰淡滲之味善傷陽氣經曰無陽則陰無以生無陰則陽無以化非純陽補氣之藥不救不信後果歿

一小兒腹癰潰而膿水清稀煩燥時嗽小便如淋仍欲分利余曰此脾肺氣虛之惡症分利導損真陰之所致也急補脾肺脾肺氣旺則小便自調諸症自愈柰何不悟余言仍服前藥以致

不起惜哉

梔子仁散治小便不通或兼見血或臍腹脹悶煩躁不安

梔子仁炒五分　茅根　冬葵子各三分　甘草二分

右水煎或爲末服亦可

八正散治瘡瘍內蘊熱毒大小便不利

大黃炒三分　山梔炒　萹蓄　車前子炒二分　滑石

瞿麥　木通各二分　右水煎服

海金沙散治下焦濕熱不施化而小便不利

海金沙　鬱金　滑石　甘草各等分

右各爲末每服四五分白湯調下

清心蓮子飲治發熱口乾小便不利或兼白濁夜則安靜晝則發熱

黄芩炒　麥門冬　地骨皮　車前子炒
甘草各三錢半　石蓮肉搗碎　茯苓　黄芪炒
柴胡　人參各二錢五分　右每服二錢水煎

黄芩清肺散治肺燥而小便不調

黄芩炒一錢　山梔一箇杵　右水煎服

滋腎丸治腎熱而小便不調

黄栢酒拌炒黑三兩　知母炒三兩　肉桂三錢

右爲末水糊丸麻子大每服三五十丸白湯下水調服亦可

導赤散方見臂癰

内踈黄蓮湯方見作痛不止

八珍湯方見發熱不止

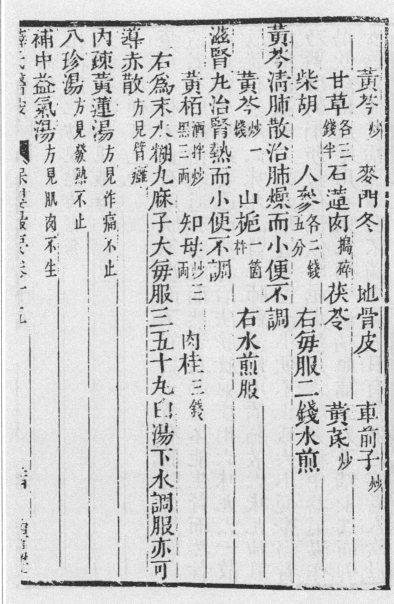

補中益氣湯方見肌肉不生

活命飲

托裡散二方見熱毒瘡瘍

六君子湯方見腹痛

小便不止九

瘡瘍小便不止有膀胱氣虛而不能禁止者有膀胱虛熱而自遺者有肺經傳熱遺於膀胱而然者有肺虛不能生腎而然者有稟腎虛早近女色而然者治法膀胱氣虛用六味丸六一散膀胱有熱用六味丸滋腎丸肺經遺熱用清肺散六味丸肺氣虛用益氣湯六味丸早近女色而小便不止或大小便牽痛者乃腎肝虧損所致作渴飲冷屬虛熱用六味丸補中益氣湯作渴飲熱屬虛寒用八味丸補中湯精血篇云男子精未滿而御女色以通其精五臟有不滿之處異日有難狀之疾老人陰以

痿而思色以降其精而精不出而內敗小便澀痛如淋愈痛則愈便愈便則愈痛若不條分縷析而泛投雜藥則誤矣

一小兒項腋結核潰而體瘦發熱小便不止此稟肝膽之經血氣虛熱而然也先用加味逍遙散五味異功散為主以地黃丸為佐月餘以地黃丸為主五味異功散加當歸柴胡為佐諸症漸愈又以四味肥兒丸間服而愈

一小兒陰囊時腫余謂胎稟肝火不信後患便澀潰後小便淋瀝或時澀白此肝火為患潰久肝氣虛弱而小便如斯也蓋虛則補其母腎為肝之母用地黃丸滋腎水以補肝漸愈因功課勞心兼怒不時寒熱小便如淋用加味逍遙散而寒熱止却用地黃丸為主佐以四味肥兒丸而愈

一小兒流注久潰面白時咳膿水清稀小便短少或如淋不止

余謂脾肺氣虚不能生肝腎而然用補中益氣湯六味地黄丸爲主佐以托裡散而漸愈又間用豆豉餅而斂

一小兒鶴膝潰久潰小便頻數後淋瀝不止面色黑或皎白飲食少思四肢倦怠此腎之脾胃虚也朝用補中益氣湯夕用五味異功散飲食漸加肢體漸健却用地黄丸而愈

一小兒早近女色患脇癰潰而小便如淋服分利之劑更加腹脹小便[illegible]不止莖中作痛大便自遺余謂稟腎陰虚也當急補脾肺以滋化源不信仍服分利之藥而殁

黄芩清肺飲

滋腎丸　方見小便不止

加味逍遥散　方見發熱不止

四味肥兒丸　方見附骨癰

豆豉餅方見流注

八味丸方見大便不止

五味異功散方見用敗毒之藥

作渴不止十

瘡瘍作渴當分經絡所屬及血氣虛實而治若焮痛發熱便利調和者邪在腑也用淸熱消毒散腫痛發熱大便秘澁者邪在臟也先用瀉黃散如未應用凉膈散焮痛熾盛邪在經絡也用仙方活命飲右關脈洪數有力者胃火消爍津液也用竹葉石膏湯右關脈數無力者胃虛津液短少也用補中益氣湯飲食失度胃氣內傷而亡津液者用錢氏白朮散膿血出多而氣血虛弱者用八珍湯加五味子腎不足而津液短少者用加減八味丸其餘當臨症制宜

一小兒右腮患瘡作渴飲冷目黃唇烈此脾胃實熱也用瀉黃散而愈後傷湯食作瀉遍身皆黃少用瀉黃散黃退而渴益甚此熱退而真氣虛也用白术散而痊

一女子臂癬口乾飲湯小便頻數此脾肺氣虛用四君黃芪乾薑及益氣湯而愈

一小兒腹癬瀉後作渴飲湯此脾胃氣虛用六君黃芪當歸而渴止用異功散而瘡斂

一女子面瘡作渴飲湯面赤此脾氣虛熱也先用異功散又用益氣湯而愈

一小兒素食膏粱口舌生瘡作渴飲冷手足常熱此胃經積熱先用竹葉石膏湯二劑又用竹葉黃芪湯二劑漸愈再用白术散去木香而愈又一小兒所患同前先用瀉肺散再用涼膈散

而愈

一小兒患瘰癧面赤作渴余謂肝腎虛熱用加減八味丸補中益氣湯六味地黃丸月餘諸症頓愈佐以九味蘆薈丸而愈

一小兒口乾作渴發冷泄瀉諸藥不効皆謂不起右關脉弦數按之沉伏詩揣腹中隱伏一塊鷄卵大此肝脾疳也用蟾蜍丸三月而消兼服地黃丸三月諸症漸退却以白朮散爲主四味肥兒丸爲佐而痊

一小兒腎疳將愈而作渴小便頻數面色常赤脉洪數按之無力尺脉爲甚余謂稟父腎虛不信乃降火生津更作嘔腹痛而歿

一小兒十五歲面患瘡兩足發熱作渴余謂腎經虛熱遂服雜藥小便如淋而歿

竹葉石膏湯治胃經氣虚內熱患瘡作渴

竹葉　石膏煅各二錢　甘草　人參各二錢　麥門冬五錢

右每服二錢薑水煎嬰兒母同服

竹葉黃芪湯治脾胃經熱毒瘡瘍作渴神効

淡竹葉　黃芩炒　麥門冬　當歸　川芎

甘草　黃芪　芍藥　人參　半夏

石膏煅各一錢　生地黃二錢　右每服二錢水煎

黃芪六一湯治瘡瘍氣虚作渴愈後復渴尤宜服之

黃芪炙六錢　甘草炙一錢　右水煎服

六味地黃丸加肉桂一兩五味子四兩名加減八味丸

熟地黃八兩杵膏　山茱萸肉　乾山藥各四兩　澤瀉

牡丹皮　白茯苓各三兩

右爲末入地黄膏量加米糊丸桐子大每服數丸溫水空心送下行遲鶴膝加鹿茸牛膝五加皮若因腎肝血虚發熱作渴小便淋秘痰氣上壅或風客淫氣瘰癧結核或四肢發搐眼目瞤動或咳嗽吐血頭目眩運或咽喉燥痛口舌破裂或自汗盜汗便血諸血或禀腎氣不足肢體形弱筋攣骨腫或解顱失音畏明下竄或早近女色精血虧耗五臟齊損之症並宜服之

瀉黄散治脾胃經實熱悉發口渴飲冷

藿香葉七錢　石膏煅五錢　甘草　防風　山梔仁炒各一兩

右爲末每服二錢水煎入蜜少許嬰兒乳母服之

東垣聖愈湯方見自血不止

五味異功散方見用服毒之藥

補中益氣湯方見肌肉不生

七味白朮散方見發熱不止

清熱消毒散方見熱毒口瘡

仙方活命飲方見熱毒瘡瘍

清胃散方見腹癰

敷寒涼藥十一

瘡瘍敷藥當分陰陽虛實而用內治之法不可槩敷寒涼之藥若腫痛熱渴脉滑數而有力者其症爲純陽宜服濟陰湯亦敷抑陽散則熱毒自消瘀滯自散若似腫非腫似痛非痛似潰非亦似潰非潰脉洪數而無力者其症屬半陰半陽宜內服冲和散外敷陰陽散則榮逆自從血鬱自散若微腫微痛色黯堅硬肉色如故久而不潰脉按之沉細舉指虛浮者其症屬純陰宜

内服回陽湯外敷抑陰散則寒氣自解陽氣自復凡陽氣虛寒不能消散腐潰或潰而腫不消口不斂者必內外溫補庶可保全若除寒之症而用寒涼之藥則腠理迷塞氣血凝滯毒氣益深良肉反死瘡口不斂惡症蜂起不可復救矣蓋胃氣得寒則不能運行瘀血得寒則不能消散死肉得寒則不能腐潰新肉得寒則不能化生治者不可不察也

一小兒面瘡敷寒涼之藥患處堅硬頭面俱腫此脾胃受寒血氣凝滯而不能行耳先用冲和湯陰陽散患處和軟次用托裡消毒散堅腫頓消又用托裡散瘡潰而愈

一小兒腹癰敷寒涼之藥腹脹吃逆手足並冷此脾胃復傷而虛寒也用回陽湯抑陰散諸症漸退用托裡散而潰八珍湯而愈

一小兒潰瘍敷寒凉之藥肌肉不生膿水不止余謂脾氣虛損而然用異功散加升麻白芷漸愈又用托裡散而愈

一小兒臂癰敷服皆寒凉之藥更加腫硬余謂當助脾胃以解凝寒乃用益氣湯加茯苓半夏薄桂及如聖餅熨之而愈大凡瘡瘍久而不愈不問已潰未潰皆因陽氣虛不能運行耳用如聖餅或葱熨法爲善

一小兒兩足脛內外赤腫焮連膝上因瘡愈之後或謂瘡毒欲用寒劑或謂丹毒欲砭出血余曰非也此足三陽經熱所壅腫耳況瘡愈之後元氣未復設若砭劑出血則氣虛愈傷服凉藥則凝氣愈滯服敗之藥則元氣愈虛瘀血愈凝不信竟用前法果兩脛潰而色黯瘡口不斂大便去後如痢欲用治痢之藥余曰此因誤用前法元氣復傷而下陷也非痢非毒遂用補中

益氣湯之類而愈

一小兒大腿漫腫不赤，服敗毒之藥，手足並冷，吐瀉不食。余曰：元氣虛而半陰半陽之症也。用陰陽散、冲和湯，腫起色赤，此變純陽之吉症也。仍用前藥佐以活命飲而消。

一小兒臂癰而色萎黃，飲食少思，脉浮數，按之軟弱。余謂真氣虛而邪氣凝滯也。用白芷升麻湯以消胃經熱毒，用五味異功散以補胃經元氣。不信，反用寒凉之劑外敷內服，腫硬至手，肉色如故，腹中作痛，脉浮大，按之沉細。此脾胃之氣復傷而變虛寒之症也，當補散寒邪，溫補脾氣。仍不信，又與攻毒，吃逆不食，手足並冷。此寒氣逼陽於外，無根之火泛行耳。果死，手足俱青，患處皆黑。

一小兒足脛腫硬一塊，年餘而潰，時出青膿，其腫益堅，肉色青

黯發熱煩躁余謂真氣虛而邪氣實當先調脾胃或以為熱毒凝滯敷寒涼之藥腫硬至膝內潰腹脹吐瀉而死

托裡沖和湯治瘡瘍屬半陰半陽似潰非潰似腫非腫因元氣虛弱失于補托所致（自製）

人參二錢　黃芪三錢　白朮炒　陳皮

當歸各一錢　甘草炒五分

右水煎徐徐服手足冷者加薑桂其熱已退而未消者用仙方活命飲可內消者再用托裡消毒散可作膿者再用托裡散

陰陽散（即沖和膏）治瘡瘍元氣虛弱似腫非腫似痛不痛似熱不熱屬半陰半陽之症用此以和陰陽內服沖和湯或托裡散以助元氣

紫荆皮炒五兩 獨活炒三兩 赤芍藥炒 白芷 石菖蒲各二兩

右爲末用熱酒調服

托裡回陽湯治瘡瘍屬純陰不腫痛不焮赤不腐潰或腹痛泄瀉嘔吐逆冷陽氣脫陷急用之多有生者自製

乾薑 附子重一兩四錢者 當歸 陳皮 白朮

黃芪 人參 甘草炒各二錢 柴胡 升麻各三分

右水煎徐徐服之如不應倍加薑附外敷抑陰散一方名回陽玉龍膏

抑陰散治瘡瘍元氣虛寒不能消散或腹痛泄瀉嘔吐不食或冷或不潰斂筋攣骨痛屬純陰之症以此助陽行陰內服回陽湯以回陽氣

草烏炒二兩 南星 白芷各一兩 肉桂五錢 赤芍藥炒一兩

右各爲末葱湯調塗熱酒亦可

解毒濟陰湯治瘡疽骨腫作痛屬純陽者用以此解毒其熱未退用仙方活命飲自製

連翹　山梔炒　黄芩炒　黄連炒各一錢

赤芍藥一錢五分　金銀花三錢　甘草一兩

右每服二三錢水煎大便秘結者量加炒大黄外傳抑陽散

抑陽散即洪寶丹治瘡瘍屬純陽者

天花粉三兩　薑黄　白芷　赤芍藥各一兩

右為末茶湯搽調患處

五味異功散方見敗毒之藥

仙方活命飲

托裡消毒散

托裡散三方見熱毒瘡瘍

補中益氣湯 方見肌肉不生

八珍湯 方見發熱不止

如聖餅

葱熨法 三方見流注

服敗毒藥 十二

小兒瘡瘍多由胎稟遺熱或乳哺積熱或乳母七情致熱經云五臟不和九竅不通六腑不和留結為癰又云氣主噓之血主濡之治者當察其經絡所因表裡虛實而調和以固其本假如腫痛熱渴大便秘結者邪在內也宜疏通之腫焮作痛寒熱頭疼者邪在表也宜發散之焮腫痛甚者邪在經絡也宜和解之漫腫微痛而不潰者血氣虛弱也宜補托之色黯微痛而不潰或潰而不斂者陽氣虛寒也宜溫補之如是則五臟自和六腑

自調氣血自生瘡毒自解此即敗毒之法也若槩用寒涼之劑復損脾胃則腫者不能消散潰者不能收斂斂惡蜂起多致不救矣

一小兒臂癰腫硬色白寒熱倦怠此因血氣虛耳先用五味異功散加木香乾薑諸症漸減去二味又佐以托裡散如聖餅膿潰而愈

一小兒臂癰服敗毒藥腫硬不消汗出不止此脾肺氣虛也用異功散加五味子而汗止佐以葱熨法而膿成用托裡散而瘡愈

一小兒腿癰膿水清稀手足時冷余謂脾胃虛寒先用益氣湯加乾薑而手足溫用異功散葱熨法而膿稠用八珍湯附子餅而瘡愈

一小兒面生瘡寒熱頭痛服大黄等藥連瀉數度手足並冷瘖黯吃逆余曰此邪在表誤攻其裡下多而亡陰也後果殁

一小兒腿癰服麻黄等藥汗出喘急手足並冷余謂此陰虚誤汗而亡陽也後果殁

五味異功散治稟賦元氣虚弱肌肉消薄榮衛短促而患瘡瘍不能消散或脾肺氣虚不能生肌收口大凡諸症因脾氣虚而不能愈者皆宜服之調補元氣則自愈矣

人參　茯苓　白术炒　甘草炒　陳皮各等分

右爲末每服二三錢薑棗水煎

托裡散方見熱毒瘡瘍

葱熨法

如聖餅二方見流注

八珍湯方見發熱不止

十全大補湯方見便癰

補中益氣湯方見肌肉不生

附子餅方見貼骨癰

用刀針法十三

小兒瘡瘍用針法比之大人尤宜慎重當審經絡表裏之虛實部分肌肉之厚薄而施之夫腫高而軟者發于血脈也腫硬而堅者發于肌肉也肉色不變者發于骨也瘡未成者解散以消其毒已成者托裡以速其膿膿已成者當驗其生熟淺深而後針之以指輕按便痛者膿淺也重按方痛者膿深也按之不起者膿未成也按之即起者膿已成也若膿初生而即針則泄其氣血而膿反難成若膿已熟而不針則腐潰益深而不能收斂

若瘡深而針淺則內潰不出外血反傷若瘡淺而針深則其膿雖出良肉亦傷蓋瘡瘍之症氣血已傷肌肉已壞當隨決其毒不可拘泥人神部分其膿一出諸症自退若膿出反痛或煩躁嘔逆者皆由胃氣虧損急宜托裡調裡凡膿已成者宜急刺去以紙撚蘸由紙瘡內以膏藥貼之兒安不必服藥如瘡反覆未瘥多是乳母食厚味或七情火動而然當審所因而調治其母但藥中加漏蘆令母服之乳中藥過兒瘡自愈

一小兒患瘡腫硬或用針出血寒熱嘔吐乃胃氣虛而復傷也用異功散而嘔止用八珍湯而血止用托裡散而瘡愈

一小兒項間患毒膿成未潰欲急刺之不從至脹痛始針出膿用托裡散而安若及時用針不用藥亦可也

一小兒項間患毒膿內潰腸痛此脾肺氣虛而不能外潰也用

大補湯四劑針之清膿滴瀝發熱惡寒用獨參湯四劑膿湧泄乃用大補湯托裡散而愈東垣先生云氣血壯實膿自湧出信矣

一小兒臂癰用針過深出血不止惡寒口噤脉微細尚可救乃用獨參湯灌之良久嚥下半晌而甦再劑而能言四劑而膿出又用托裡散異功散而愈

一小兒項瘡膿成不出兩腮皆白余曰此肝膽經之症腮白乃肺經之色金能尅木當急用針并補脾氣不信竟歿

五味異功散 方見用敗毒之藥

八珍湯 方見發熱不止

托裡散 方見熱毒瘡瘍

十全大補湯 方見便癰

五善七惡 十四

瘡瘍之症齊氏陳氏有五善七惡之論又云五善見三則瘥七惡見四則危竊謂前症各有所屬之經各有所主之方善屬六腑氣血無虧人能調攝不治自愈七惡乃五藏虧損失於滋補所致非瘡瘍自有也調治失宜必致不起如動息自寧飲食知味乃胃氣平和一善也便利調勻乃腸胃調和二善也膿潰腫消水鮮不臭乃邪氣去而胃氣平復三善也神彩精明語言清亮乃心肺氣血無虧四善也體氣平和脾胃無虧五善也作渴發熱或泄瀉淋閉者屬胃火內淫一惡也竹葉黃芪湯氣血俱虛八珍加黃芪麥門冬山茱萸未應佐以加減八味丸料潰而腫痛尤甚膿色臭敗者屬胃虛火熾二惡也人參黃芪湯未應十全大補湯加麥門冬五味子目視不正黑睛緊小白睛

青赤瞳子上觀者屬肝腎虛火三惡也六味丸料加山梔麥門冬五味子未應八珍湯加山梔麥門五味喘麄氣短恍惚嗜臥者屬脾肺虛火四惡也六君子加薑棗未應用補中益氣湯加麥門五味若心火刑肺人參平肺散陰火傷肺六味丸料加五味子煎服潰後肩背不便四肢沉重者屬脾胃虧損五惡也補中益氣湯加山茱萸山藥五味子如不應用十全大補湯加山茱萸山藥五味子食不下咽服藥而嘔食不加味者屬胃氣虛弱六惡也六君子湯加木香砂仁未應加附子聲嘶色敗唇鼻青赤面目浮腫者脾肺俱虛七惡也補中益氣湯加薑棗未應加附子若腹痛泄瀉咳逆昏憒者陽氣虛寒之惡症也用托裡溫中湯次以六君子湯加附子薑桂若潰後發熱惡寒作渴怔忡驚悸寤寐不寧牙關緊急或頭痛目赤自汗盜汗寒戰咬牙

手撒身熱脉洪大按之微細厚衣仍寒此氣血虛極傳變之惡症也若手足逆冷肚腹疼痛泄瀉腸鳴飲食不入吃逆嘔吐者此陽氣虛寒之惡症也若無汗惡寒口噤足冷腰背反張頸項强直此血氣虛極傳變之惡症也急用參芪歸术附子救之夫小兒患之因胃氣虛弱或膿血出多虛邪内作或乳母失調血氣不和致兒爲患能審其所致之因而主之亦有復生者若更與攻毒乃促其亡也

一小兒臂瘡肉腐色紫焮痛作渴右關脉洪數此胃火熾盛之惡症用竹葉黄芪湯而痛止用四君升麻連翹白芷金銀花而愈

一小兒流注吐瀉吃逆腹痛手足並冷余謂陽氣虛寒之惡症用六君子倍參湯益甚遂以人參五錢附子五分連服數劑諸

症漸退復用獨參湯月許稍愈後飲食失宜寒熱發搐用五味異功散加升麻柴胡而安又因勞發熱脉大而虛面赤作渴用當歸補血湯十全大補湯而安用八珍湯附子餅而愈

一小兒腹癰潰而腫痛益甚飲食少思此脾胃復傷之惡症先用五味異功散加木香諸症漸愈乃用異功散加當歸黃芪元氣漸復又用八珍湯托裡散而愈次年畢姻後寒熱往來患處作痒用大補湯地黃丸而愈

一小兒脇腫一塊敷寒凉之藥益加腫硬腹中陰冷余謂肌肉受寒而患處腫硬脾氣受寒而腹中陰冷當急溫補脾氣不信仍服前藥加腹痛泄瀉手足並冷余曰變陽氣虛寒之惡症用五味異功散加薑桂二劑諸症漸愈乃去二味服之外用葱熨之法患處微腫色赤此陰氣散而陽氣至遂朝用補中益氣湯

少用異功散而消

一女子股間結一核不作痛不變色服散堅之劑患處腫硬而頭運吐痰其脉弦數而無力心脾俱虛不信仍用攻伐果吐瀉腹痛發搐吃逆余謂變脾土虛寒之惡症也先用五味異功散加乾薑肉桂脾氣稍復乃用異功散八珍湯而愈

一小兒腿癰潰後作渴飲湯瀉利無度此脾胃氣虛之惡症也用益氣湯八珍湯而愈後功課用心口乾作渴小便頻數用益氣湯加五味及黃芪六一湯各五十餘劑而痊

一小兒腿癰內潰泄瀉自汗腹痛氣喘余謂脾胃俱虛之惡症用獨參湯喘汗漸止用大補湯諸症悉退後傷食吐瀉用五味異功散加乾薑而愈次年畢姻後患腹癰膿清不斂朝寒暮熱用益氣湯八珍湯各百餘劑而愈

一小兒患瘰癧服追毒之藥更惡寒發熱手足並冷右寸脉浮按之而虛用益氣湯百餘劑而稍愈彼欲速效另服石膏之類吐瀉昏憒脉浮大按之微細乃變寒氣虛寒之惡症也用人參二兩附子一錢二劑而甦數劑而安更以五味異功散月餘而愈

一女子十五歲瘰癧發熱晡熱左頰赤甚余謂肝火血虛用加味逍遙散五味異功散九味蘆薈丸而痊後服班貓等藥惡症蜂起手足並冷用參附湯二劑六君薑附四劑乃朝用益氣湯夕用異功散而愈

一女子患臁瘡腫痛發熱脉洪大而虛此血虛之惡症也用當歸補血湯煩熱悉止用補中益氣湯佐以加味逍遙散及葱熨法而痊

一女子脇間患癰色白漫腫寒熱不潰余謂稟肝脾虛羸之惡症用補托之藥而愈後因經事過期誤服行血之劑發熱煩躁先用當歸補血湯次用逍遙散八珍湯而愈

一小兒十五歲脇癰膿清晡熱盜汗遺精此元氣虛甚之惡症也用大補湯地黃丸料元氣漸復因犯色慾患處色黯昏憒吃逆手足並冷用獨參湯四劑而甦用大補湯加乾薑六劑陽氣漸復乃去薑又二十餘劑而痊

一小兒十四歲面目多白足跟腫硬寸許肉色如常遇勞腫硬宛若一粟戶乾面赤余謂稟足三陰經虛症不信外敷內服皆敗毒之劑翻如熟榴煩躁時嗽腹痛渴瀉小便如淋余曰此脾肺氣虛之惡症也不信仍服敗毒更黑睛緊小白睛青赤瞳子上看此肝腎虧損之惡症併矣余欲救其胃氣以滋五臟又為

人所阻用千金消荒散更加喘短氣恍惚余曰惡症並臻其何
能爲或問惡症既甚無乃攻毒之驗耶余曰邪正不並立一勝
一負理之自然胃氣虛則邪氣實也其失在於不頂補正氣邪
氣勝則惡症集耳東垣先生云但見臃瘍叅之脉症虛弱便與
滋補氣血無虧可保終吉信斯言也

一小兒臂間腫硬肉色如故小便短赤而頻服分利之劑膝脛
骨腫余曰腎主骨此稟腎虛所致前藥導損腎陰而骨腫耳當
調補脾肺以生腎水其骨自消不信仍用前藥而歿

一小兒腹癰久不斂余欲滋其化源反清熱敗毒惡症蜂起而
歿夫肺者腎之母脾者肺之母前症既不滋腎以生肝木又用
寒凉之藥復傷胃氣以絕肺腎之化源不死鮮矣

一小兒貼骨癰作瀉余欲施調補不信反服分利兩手撮空阡

氣敗也泄瀉無度腎氣敗也痰涎上壅脾氣敗也喘嗽不止肺氣敗也額間汗出心氣敗也辭不治果歿

一小兒腿癰腫痛自汗盜汗體倦食少余用托裡之藥而膿成欲針之或用大黄之類令膿從大便出致大瀉腹痛余謂脾胃虛脫之惡症急服大補之劑不信又服前藥而死

一女子十五歲外股腫硬連及內股肉色不變右關脉緩弱按之弦數此脾虛而肝乘之氣血虛而色不變也當補脾土爲主不信另用流氣飲氷黄散泄瀉腹痛瘡口開張而歿參附湯

人參一兩　附子製二錢

右薑棗水煎不拘時服

餘方見各症

保嬰撮要卷十六

薛氏醫按

吳郡薛　己著
江都吳中珩校

跌仆外傷

傷損之症若色赤腫痛而血出不止者肝心內熱也用柴胡梔子散色白不痛而血出不止者脾肺氣虛也用補中益氣湯漫腫不消者元氣虛弱也用五味異功散黯腫不散者瘀血凝滯也用加味逍遙散肌肉作痛出血多而煩熱者血脫發躁也用獨參湯因亡血而煩躁不安者營衛俱傷也用八珍湯加柴胡牡丹皮久痛不止者欲作膿也用托裏散以指按腫而復起者膿已成也宜刺洩之膿出而反痛者氣血內虛也用十全大補湯若骨關接而復脫者肝腎虛弱也用地黃丸如兼餘症當參

各門治之

一小兒傷臂出血作痛面色青赤此因驚而肝火動也先用柴胡清肝散血止痛減次用托裏消毒散患處漸潰又用托裏散而愈後因其母多食膏粱之味又患寒發熱腫痛色赤焮服敗毒之藥口噤流涎手足並冷余謂脾胃復傷而虛寒也先用六君子湯加薑桂數劑而元氣漸復又用五味異功散月餘而瘡口斂愈

一小兒傷指出血過多遂至昏憒口噤手撒時搐此氣虛血脫也用獨參湯數劑而安又用五味異功散及托裏散而愈

一小兒傷足潰腐肉白不斂此脾胃虧損而血氣不能達於患處也先用五味異功散助其胃次用十全大補湯益其營月餘而愈

一小兒傷足內潰成膿食少惡心此脾胃氣虛而成瘀也用六君子湯飲食頓進膿亦外泄但體倦晡熱朝用補中益氣湯夕用異功散及間服八珍湯而垂愈後因飲食失宜發熱嘔吐大潰出膿口噤振顫或瘈瘲流涎余謂胃氣虛肝火內動先用獨參湯四劑仍如前朝服補中益氣湯夕服五味異功散加柴胡升麻元氣漸復佐以托裡散而瘡斂

一小兒傷指敷涼藥腫至手背出清稀飲食少思此血氣虛弱故也朝用異功散夕用托裏散膿水漸稠患處紅活又用八珍湯而愈

一小兒傷臁青腫不消面色萎黃仍欲行氣破血余謂此因脾氣復傷血滯而不行也不信乃服破血之劑飲食不進寒熱如瘧余朝用補中益氣湯夕用八珍湯及葱熨法而愈

一小兒臂傷出而寒熱用八珍湯漸愈後因飲食所傷吐瀉不止齒齦咬牙此脾氣虛而肝邪內侮也用六君升麻柴胡而安又用十全大補湯六君子湯而愈

一小兒閃足腫痛而肉色不變此陽氣虛弱傷在骨也頻用葱熨法五更用和血定痛丸日間用八珍湯數日後佐以六味地黃丸三月餘而痊

一小兒臂骨出骱接入腫痛發熱用葱熨法及異功散加柴胡續斷骨碎補四劑又用補中益氣湯而痊

一小兒閃足骨痛肉色如故頻用炒葱熨之五更用和血定痛丸日間用四君芎歸數劑後用地黃丸三月餘而瘥蓋腎主骨故用地黃丸以補腎也

一小兒折傷出血過多發躁作渴而面色赤脈洪大而數按之

無力此血脫發躁也服當歸補血湯而安遂令正體科續接服接骨丹翌日睡而驚動此血尚虛也蓋血生於氣乃用五味異功散加柴胡升麻當歸而安後手足微搐眉唇微動此血虛而肝火內動也用四君芎歸鈎藤鈎柴胡漸愈却用托裏散八珍湯而全愈血脫發躁若用四物之類復傷脾氣多致不救設誤白虎湯其危尤速

一小兒跌傷臂骨出臼翌日接入腫痛發熱不食用葱熨法其痛即止又用六君黃芪柴胡桔梗續斷骨碎補而食進腫消又用補中益氣湯加麥門五味數劑熱退而愈

一小兒十五歲傷腿內潰針出穢膿虛症悉具用大補之劑漸愈後因勞動手撒眼閉汗出如雨急炒熱艾頻熨臍腹及氣海穴更用人參四兩炮附子五錢作一劑水煎徐徐灌服良久臂

能少動再劑眼開而能言惟氣不接續乃用參芪歸术四味共八兩附子三錢水煎頻進二服氣少復乃减附子又三劑元氣漸復後用獨參湯多服而瘥

一女子閃右臂寅卯時發熱作痛余決其膽經血虛而火盛先以四物合小柴胡湯四劑而熱退更以四物湯加香附陳皮白术茯苓各一劑山梔五分芩連甘草各三分二十餘劑腫消而愈

一小兒閃臂腫痛發熱惡寒飲食少思余謂脾胃氣虛而壅腫也朝用補中益氣湯夕用五味異功散間服八珍湯三月形氣漸充而愈

一小兒因跌傷脛漫腫作痛肉色如故服破血流氣之藥反增腹痛以手按之則痛少止余謂此因脾胃虛弱誤服破血流氣

之劑而然非瘀血也未幾患處腫消色黯飲食不入腹痛尤甚手足厥冷余用人參一兩附子一錢數劑脾胃漸復飲食漸進患處腫痛肉色變赤蓋始因元氣不足不能運及故腫消而色黯服藥之後元氣漸充故脛腫而色赤也次用大補湯托裡散三月餘而愈

一小兒閃臂腫痛面目夭白恪服流氣飲之類益加腫痛余曰此形病俱虛之症也前藥所當深戒者後謂腫痛爲氣滯血凝非流氣飲不能疏導經絡非破血藥不能消散拏逆余言逢牙而前症益甚發熱煩躁始請治余余曰元氣虛憊七惡蜂生雖盧扁亦不能起矣遂歿

一小兒傷臂腫痛內服外敷皆寒涼止痛之藥半載後潰而腫痛余謂此非托裡溫中不能生也不悟確守前藥以致血氣虛

盡而亡

一小兒跌腿青腫所服皆行氣破血之藥後骨斷肉潰青腫益深朝寒暮熱余戒之曰此氣血俱虛甚矣須調補脾胃不可不信

一小兒閃腰作痛服流氣等藥外腫不赤余曰此兒雖經閃肭然亦稟賦腎氣不足而使之者延久益虛恐為不治彼以迂緩視之後果不起

消腫定痛散　治跌撲腫痛

無名異炒　木耳炒　大黃炒各五分

右為末蜜水調塗腫處內有瘀血者砭去敷之患處潰者用當歸膏敷之尤効

經驗方　治跌撲瘀血不散腫痛不止或筋骨傷損疼痛

黃蘗一兩　半夏五錢

右各另爲末用薑汁調塗患處以紙貼之如乾再用薑汁潤之日易新藥

神効太乙膏治一切瘡疽潰爛

玄參　白芷　當歸　肉桂

赤芍藥　大黃　生地黄各一兩

右㕮咀用麻油四十兩入銅鍋内煎至藥黑濾去粗徐入淨黃丹一斤再煎滴水中捻軟得中郎成膏矣

廻陽玉龍膏又名抑陰散治跌撲損傷因敷凉藥或人元氣虛寒腫堅不散潰腐不斂及癰腫肉色不變或腫而不潰潰而不斂筋攣骨痛一切冷症方見敷寒凉之藥

乳香定痛散治杖瘡金瘡一切瘡瘍潰爛疼痛方見作痛不止

豬蹄湯治一切癰疽杖瘡潰爛消腫毒去惡肉潤瘡口

白芷　黃芩　當歸　羗活

赤芍藥　露蜂房孔多者佳　生甘草各五錢

右用豬蹄一隻水四五碗煮熟去油柤取清湯入前藥煎數沸溫洗隨用膏藥貼之

·跌仆內傷

傷損之症若腹中作痛按之痛甚者瘀血在內也用加味承氣湯下之下後按之仍痛者瘀血未盡也用加味四物湯調之按之不痛者血氣傷也用四物加參芪白术下後發熱胸脇作痛者肝血傷也用四君加川芎當歸下後惡寒者陽氣虛也用四君加炮乾薑下後發熱者陰血傷也用四物加參朮牡丹皮下後其執悶作者氣血俱傷也用八珍湯加柴胡欲嘔作嘔者胃

氣傷也用六君加當歸半夏木香因乘怒跳躍而胸腹間痛喜手按摸者肝火傷脾也用四君加柴胡山梔畏手按摸者肝血內滯也用四物加桃仁紅花胸脇作痛飲食少思者肝脾氣虛也用四君加柴胡丹皮若胸腹脹滿飲食不思者肝氣滯也用六君加柴胡枳殼咬牙發搐者肝旺脾虛也用異功散加川芎山梔釣藤鈎天麻若用風藥則陰血益傷肝火益盛或飲醴酒則腎水益虛肝火愈熾若用大黃等藥內傷陰絡反致下血壯實者或成痼疾虛弱者多致不起凡傷損之症多有瘀血停滯於內者雖裸體亦以手護腹脇蓋畏物觸之而痛也但俗醫以內傷陰虛腹痛不辨虛實專用破血之劑以速其危其得不死者亦幸矣

一小兒跌仆腹痛作嘔惡心氣口脉大此飲食停滯也用保和

丸二服吐出酸食惡寒發熱倦怠不食此脾胃傷也先用六君子湯次補中益氣湯間服而愈

一小兒墜樓良久方甦呻吟不絕自以手護其腹此內傷瘀血停滯也用當歸導滯散二錢熱酒調下而呻吟頓止次用四物加柴胡牡丹皮而安

一小兒跌仆瘀血腹痛用導滯散下之瘀血甚多隨作煩躁面赤作渴欲飲此血脫也用獨參湯而安又用四君當歸黃芪及五味異功散而愈

一小兒因怒跳躍脇胸作痛或以為內傷瘀血服大黃之藥純下鮮血其痛益甚按之則痛止此肝脾氣血俱傷也用四君加芎歸四劑而痛止又以異功散加升麻柴胡而飲食進元氣漸復痛亦隨愈

一女子因怒捉胸腹痛經行如崩作嘔不食面色青赤兩關脉大而虛此肝經火動脾經血傷也用加味逍遥散二劑血止次用異功散加柴胡升麻而愈後因復怒腹痛作瀉面青此肝木乘脾也用六君柴胡升麻而痊

一小兒因跌傷臂出血腹痛惡食嘔吐發搐咬牙此因驚駭停食肝火內動而侮於脾也先用保和丸二服嘔吐腹痛悉止又用異功散加柴胡山梔發搐咬牙亦愈却用托裡散患處潰而悉痊

一小兒跌仆發搐吞酸腹痛惡心寸口脉大余謂此飲食內傷也不信服當歸導滯散瀉五次目直咬牙手足厥冷此脾胃之氣復傷而木火內動也用五味異功散加乾薑一劑稍緩又二劑漸愈乃去乾薑加柴胡再服而全愈

一小兒跌仆因服大黃之藥下血發熱腹痛嘔吐按其腹却不痛用五味異功散加當歸升麻二劑腹痛頓止又二劑而血止又二劑而熱止又二劑而元氣復

没藥丸治打撲傷損作痛等症筋骨疼痛或氣逆血滯肚腹胸脇脹悶

没藥　乳香　川芎　川椒　芍藥

當歸　紅花　桃仁　血竭各一兩

自然銅四錢火煅醋淬七次

右為末用黃蠟四兩鎔化入前藥急攪勻丸彈子大每服一丸酒一鍾煎化服

復原通氣散治打撲傷損作痛及乳癰便毒初起或氣滯作痛尤効

木香　茴香炒　青皮　川山甲酥炙　陳皮
白芷　甘草　漏蘆　貝母各等分

右爲細末每服一二錢溫酒調徐徐服

加味芎藭湯治打撲仆墜筋骨疼痛血瘀皮膚不破入胃作嘔或爲嘔血

芎藭　當歸　百合水浸半日　白芍藥炒　荊芥穗各二錢

右作二三劑酒水煎服

當歸導滯散治跌撲瘀血在內胸腹脹滿或大便不通作喘吐血

大黃　當歸各等分

右爲末每服一二錢溫酒調徐徐服

黑丸子一名和血定痛丸　治跌撲仆墜筋骨疼痛瘀血不散壅腫作痛

或風寒所傷股體疼痛若流注鶴膝風初起服之自消如潰而膿清發熱者與補氣血之藥自斂方見流注

舌斷唇傷

凡舌斷者須乘熱接上急用雞子輕擊周圍去硬殼取膜套舌上以洪寶丹敷膜上自然接續若良久舌已冷不必用接但以洪寶丹敷之其舌自生所斷唇舌雞子膜含護恐風寒傷之外症若寒熱作痛用四物加柴胡晡熱作痛加地骨皮倦怠少食用四君加芎歸柴胡惡寒少食用托裡散加參芪若煩渴發熱用當歸補血湯如不作痛但用四君之類以健脾則肌肉自生旬餘可愈不宜用辛熱之劑恐助火而益其痛也

一小兒舌斷半寸許敷洪寶丹服四物加柴胡痛定血止次服四君加柴胡山梔月餘而舌自完

一小兒十四歲瘧病愈後齒舌出血先君謂腎虚則齒舌用地黄丸而愈後唾血咳血發熱痰盛仍用前丸而痊

一小兒唇傷出血不止以藥止之唇面腫大揭去其藥出血甚多腫亦頓消用托裡之劑及當歸膏患處潰而愈

一小兒唇傷腫痛發熱服清熱止痛之劑連瀉二次眉目搐動服祛風等藥手指俱冷手足搐動余謂脾土被肝木所侮用異功散加升麻柴胡半夏手溫而搐止仍用前藥佐以托裡散而愈

一小兒跌傷唇口發搐咬牙驚哭腹痛此出血過多肝火內動所發也用四物加柴胡山梔而安但瞼痛至面此患處欲作膿耳用托裡散四劑頭目腫痛其脉滑數此膿已成氣虚而不能潰出也又用托裡散二劑膿出腫消若初傷時不遽用收斂藥

口之藥則無此患也

一小兒傷唇出血發搐目直用柴胡梔子散一劑其搐稍定但傷處焮痛外敷洪寶丹內服逍遙散而愈

一小兒跌傷面腫連唇頰出血焮痛發熱以花蕊石散敷之血止痛定次用當歸補血湯而發熱頓止又用加味逍遙散八珍湯而潰托裡散而斂

洪寶丹 一名濟瞻丹 治傷損焮痛并接斷

天花粉二兩　薑黃　白芷　赤石藥各一兩

右為末茶湯調搽患處

一方用亂髮燒灰敷舌上接之又治擦落耳鼻乘熱蘸之接上即愈亦須口含以防其冷

當歸補血湯治杖瘡金瘡血氣損傷或妄服峻劑致血氣俱虛

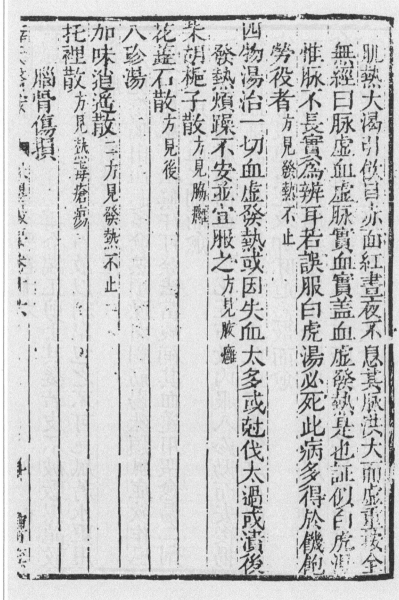

肌熱大渴引飲目赤面紅晝夜不息其脉洪大而虛重按全無經曰脉虛血虛脉實血實蓋血虛發熱是也証似白虎湯惟脉不長實爲辨耳若誤服白虎湯必死此病多得於饑飽勞役者 方見發熱不止

四物湯治一切血虛發熱或因失血太多或尅伐太過或潰後發熱煩躁不安並宜服之 方見腋癰

柴胡梔子散 方見脇癰

花蕋石散 方見後

八珍湯

加味逍遙散 二方見發熱不止

托裡散 方見熱毒瘡瘍

腦骨傷損

腦骨傷損者用輕手撙令端正剪去其髮若皮不破敷黑龍散或葱熨法皮破則摻乳石散以絹帛包之不可見風着水更用葱杵爛炒熱頻罨患處爲佳

一小兒傷腦出血過多發熱煩躁肉瞤筋惕殊類風症欲作風治余曰無風可祛無汗可發法當峻補其血遂用聖愈湯二劑而安又用養血之劑而愈

一小兒傷腦腫痛出血外敷花蕋石散內服八珍湯而安後揭瘡痂出血碗許手足發搐寒熱痰盛此血虛兼驚肝火內動而生風也令服地黄丸及加味逍遥散而愈

一小兒傷腰骨出血腫痛惡寒少食睡中發搐先用異功散飲食漸進又用逍遥散發搐頓止再用歸脾湯母子並服而愈

一小兒被傷手足發搐頓悶咬牙飲食不思此肝腎經血虛火動

生風脾土受傷而然耳用地黃丸異功散諸症漸退用八珍湯托裡散瘡漸愈

一小兒被傷面青懶食時作腹痛以手按腹却不痛余以爲脾氣內傷而然不信妄服攻血之藥果吐瀉作嘔手足並冷余先用六君加柴胡升麻生薑又用托裡散異功散而愈

一小兒腦側近耳被傷寒熱作痛潰後不斂恪服止痛清熱之劑余曰寒熱作痛因肝經氣血虛也潰而不生肌肉膽經氣血虛遂用地黃丸異功散加歸芪諸症漸愈又用托裡散而斂

謙甫花蕊石散治一切金刃箭鏃打撲傷損或死者急摻傷處其血如入臟二便不通用童便和水煎入酒少許調服立効若腹破腸出急宜內入以桑白皮爲線縫合摻圍瘡上如瘡乾以津潤之

硫黃明淨者四兩　花蕊石一斤

右爲末，拌勻，入瓦罐內，用紙筋和泥固濟，候泥乾，漸添火煅至通紅，經宿取出，細研，磁器盛用。

加味逍遙散　治傷損血虚內熱，發熱，或遍身搔癢寒熱，或肢體作痛，頭目昏重，或怔忡頰赤，口燥咽乾，或發熱盜汗，食少不寐，或口舌生瘡，耳內作痛，或胸乳腹脹，小便不利。方見發熱不止

聖愈湯　治杖瘡、金瘡、癰疽膿血出多，熱躁不安，或晡熱作渴等症。方見出血不止

十全大補湯　治杖瘡，瘀穢已出，氣血俱虛，腫痛不消，或腐而不潰，潰而不斂，或惡寒發熱，自汗盜汗，飲食少思，肢體倦怠。若怯弱之人，患處青腫，肌肉不壞者，服之自愈。若有瘀血砭刺早者，服之自消，或潰而膿水清稀，肌肉不生，或口乾作渴而

欲飲湯或砭後發熱惡寒頭痛目暈口乾作渴有似中風之症皆屬氣血虛也並宜服之即四君四物加肉桂黃芪

八珍湯一名八物湯　治傷損等症失血過多或誤服剋伐之劑血氣耗損惡寒發熱煩燥作渴或瘡瘍因氣虛腫痛不消不能潰斂或潰瘍惡寒發熱膿水清稀久而不愈即四君四物

黑龍散　治跌撲傷損筋骨碎斷先端正其骨以紙攤貼若骨折短以薄木片疎排夾貼將小繩緊縛三日再用前法勿去夾板恐摇動患處至骨緊牢方不用板若被刀箭蟲傷成瘡並用薑汁和水調貼口破以玉珍散塡塗

枇杷葉去毛入半兩一云山枇杷根　川山甲六兩炒黃或煉存性

右爲末薑汁水調或研地黃汁調亦好

地黃丸方見作渴不止

腹破腸出

腹破腸出者急復納入以麻縷縫合外敷花蕊石散如脂已出急以手取去而縫之如已出而復推入則內潰害命矣若腸出乾燥者煑大麥粥取汁洗濕推入不時少以米粥研爛飲之二十日外始可薄粥百日後乃瘥切勿令驚驚則殺人矣用桑白皮線尤佳

一小兒持碗跌仆腹破腸出卽納入以麻線縫完敷花蕊石散而愈

一小兒持刀而戲仆地刀入腹腸屎並出不救因腸破故不救也

一小兒傷腹發熱作嘔燥痛外敷內服皆止痛清熱之劑日晡益甚余謂脾經氣血益虛朝用補中益氣湯夕用四物參芪歸朮諸症漸愈乃用托裡散瘡口自斂

一小兒腸傷成瘡膿清不斂寒熱發渴余朝用補中益氣湯培益脾氣夕用六味地黃丸滋補肝血漸愈却用托裏散異功散而肌肉自生

一小兒傷腹血出發熱煩躁先用當歸補血湯而安却用聖愈湯隨處頓愈又用托裡散八珍湯而全愈

花蕊石散 方見前

益氣湯 方見肌肉不生

托裡散 方見熱毒瘡瘍

地黃丸 方見作渴不止

當歸補血湯 方見發熱不止

聖愈湯 方見出血不止

陰囊被傷

陰囊皮破出血作痛者敷當歸膏初傷出血不可驟止之血瘀於內則作膿或傷口原小血出不盡而內潰甚至睪丸露出或陰囊盡潰者內服托裡之劑外敷當歸膏則囊自生其外傷腐潰及內傷瘀血作膿者皆同囊癰治之惟睪丸碎者不治

一小兒傷陰莖出血作痛寒熱發搐咬牙頓悶唇口牽動手足時冷欲用破傷風藥余謂出血諸症肝經主之肝動諸症肝木傷脾土也遂用異功散加升麻柴胡天麻治之頓愈

一小兒陰囊被傷腫痛不愈朝寒暮熱飲食少思余謂脾胃復傷之症當用參朮歸芪等藥治之不信別用清熱之藥果作瀉欲嘔手足並冷余先用六君加柴胡升麻而漸愈又用異功散加柴胡升麻而全愈

一小兒持碗仆地誤傷陰囊睪丸露出血出不止寒熱時搐此

肝經血虛而火動耳隨敷當歸膏服柴胡清肝散加熟地黃芪
及六味丸而愈

一小兒被竹籤傷破陰囊出血甚多腹痛發搐咬牙流涎七日發氣口脉大於人迎二三倍此因驚停食也切忌風藥余用五味異功散加柴胡鈎藤鈎而安凡傷損之症小兒患之多有夾驚夾食若夾食則氣口脉大於人迎或作嘔吐吞酸腹痛泄瀉發搐夾驚則左關弦洪而軟或作顫閃咬牙目直項急等症目久不治若成破傷風痰則禍在反掌之間矣

一小兒陰莖被傷斷而皮相連寒熱作痛血出不止余謂急當剪去瀉補肝腎二經則熱自安痛自止矣遂用補中益氣湯加麥門五味子而愈

一小子因跌小腹皮破服破血之劑陰囊脹腫作痛發熱按其

腹却不痛余謂當用補血之藥不信遂致不起

補中益氣湯治跌撲等症傷損元氣或過用尅伐惡寒發熱肢體倦怠或潰後血氣虛弱不能生肌收斂或兼飲食勞役頭痛身熱煩躁作渴脉洪大弦虛或微細濡弱自汗飲食少思尤瘡瘍虛損之聖藥也 方見肌肉不生

柴胡清肝散 方見脇癰

地黃丸 方見作渴不止

金木所傷

傷損之症皆肝經主之若青腫不痛或腫不消者氣血虛弱也用十全大補湯血出腫痛或作寒熱者血傷而肝火內動也用四物柴胡山梔血出不止或發寒熱者氣虛而肝火內動也用四君芎歸柴胡寒熱而內痛益甚者此欲潰膿也用參芪內補

散若膿出而反痛者氣血虛也用八珍湯瘡口赤而肉突者血虛而肝火生風也用柴胡梔子散若膿出不止瘡口白而肉突者氣虛而寒邪外凝也用補中益氣湯若膿潰而仍痛或潰而不斂皆脾胃虛弱也用六君子湯若不固元氣或敗膿瘀血則肉黯不潰或潰而不斂多成敗症矣可不戒哉

一小兒傷手腫不消日出膿水少許飲食不思發熱惡寒面色痿黃此脾胃氣虛也朝用補中益氣湯夕用五味異功散加升麻月餘漸愈因飲食停滯服消伐之劑患處漫腫更作嘔惡寒余謂脾胃復傷用六君子湯加升麻柴胡治之而愈

一女子因怒仆復傷患處出血經行不止臂面青赤右關脈弦數此肝脾二經火動不能統攝其血也先用小柴胡湯一劑又用加味逍遙散二劑而血止而安

一小兒傷內臁成瘡色黯久而不愈此肝脾氣血虛也先用補中益氣湯後用八珍湯加柴胡升麻漸愈再用地黃丸而全愈

一小兒傷脛成瘡久而不愈寒熱作渴瘡口青白不合膿水時流先用參芪歸术寒熱漸愈又用托裡散患處色和再用十全大補湯而愈

一小兒傷足成瘡外傅寒涼藥內服敗毒散久不潰腐余謂至陰之處血氣罕到又服尅伐之劑所以難腐也雖腐而不能斂也遂用托裡散加肉桂數劑稍知痛而色漸赤減桂又數劑而潰因飲食過多連瀉二日乃用五味異功散加升麻柴胡而瀉止仍用托裡散而愈

一女子十五歲傷手成瘡日出清膿少許日晡發熱此元氣虛也先用五味異功散加當歸升麻月餘元氣漸復乃用加味逍

遇散及八珍湯異功散而愈

一女子十四歲修指甲誤傷焮痛妄傳寒涼及服敗毒之藥遂腫至手背肉色不變余先用內消托裡散手背漸消次以托裡散爲主八珍湯爲佐服兩月餘而愈其時有同患誤傷成瘡不固元氣專攻其傷者俱致不起

没藥降聖丹治傷損筋骨疼痛或不能屈伸及外邪內傷筋骨緩縱皮肉刺痛肩背拘急身體倦怠四肢無力

没藥另研　當歸酒洗炒　白芍藥　生地黄　骨碎補搗去皮

川烏去皮臍　川芎各一兩半　自然銅火煅醋淬十二次研末水飛淨一兩

右爲細末以生薑自然汁與煉蜜和丸每一兩作十丸每服一丸搥碎用水酒各半鍾入蘇木少許煎至八分去蘇木空心服

萬金膏　治傷損筋骨疼痛

龍骨　鱉甲炙　苦參　烏賊魚骨　黃柏

黃芩　黃連　白芨　猪牙皂角　白斂

厚朴　草烏　川芎　木鱉子仁　當歸

白芷　沒藥另研　乳香另研，各半兩　槐枝　柳枝各四寸長，二十一條

清油四斤　黃丹一斤半，炒過净

右除乳末黃丹外，將諸藥於油內慢火煎黑色，去柤，每油一斤入丹半斤，不住手攪，令黑色，滴水中不粘手，乃下乳沒，再攪。如硬入油些少，以不粘手為度。

接骨散　治骨折碎，或骨出骱，先整端正，却服此藥。飛禽六畜所傷亦能治之。

鵬砂一錢五分　水粉　當歸各一錢

右爲末每服二錢煎蘇木湯調服後但飲蘇木湯立効

又方皮破筋斷以膠香塗之或以金沸草汁頻塗自然相續

生葱切斷一方生搗 荆芥 土當歸

右煎湯温洗或止用葱一味煎洗亦可

潔古没藥散止血住痛

定粉 風化灰各一錢 枯白礬三錢另研 乳香半錢另研

没藥一字另研 右爲末摻之

塞上治撲損瘀血在内煩悶以熱酒調服蒲黄二錢

勝金丹治肌膚傷損青腫用茄子通黄極大者切如指厚新瓦

上焙乾爲末臨卧酒調服二錢一夜消盡無痕跡也

肘後治骨節傷損瘀血不出生鐵一斤酒三升煎取一升飲之

若肝經鬱熱血瘀則肝木自甚或兼口眼歪斜手足抽搐者

宜用生鐵落其金氣制之若血虛肝燥生風宜用四物柴胡釣藤鈎補宜清之若肝氣本虛金來克木宜用瀉白散以清肺六味丸以補肝若腎虛不能生肝亦用地黃丸以滋腎水生肝木不可緊用

本事內消散　治打撲傷損及一切癰腫未破

生地黃研如泥　木香各等分

右以地黃膏隨腫大小攤紙上摻木香一層又依前攤地黃貼腫上三五度即愈

治金瘡出血不止以五倍子爲末乾貼即止神効

又方用石灰韭菜石榴寄奴五倍之類乃澁滯收斂止血之劑氣血未耗內無火者用亦有効若血虛內熱宜犀角地黃湯之類凡金瘡出血不止素怯弱者當補氣素有熱者當清血

有怒氣者當平肝煩熱作渴昏憒不寧者當補脾氣筋攣者當養肝血不應用地黃丸以滋腎水自愈

治針入肉不出用臘螻蛄槌爛塗上或硫黃末以紙覆之覺痒時其針即出用雙杏仁搗爛以車脂調敷以紙貼之二日一換三五次或烏翎三五枚炙焦為末醋調塗之或用白梅入水研爛調象牙末傅之或以象牙和敷之其針皆即出

治魚刺入肉嚼吳茱萸封之自爛出

丹溪治破傷風血凝心針入肉游走三症用生寒水石為末調塗之其痛立止

補中益氣湯治跌撲等症損傷元氣或過用尅伐惡寒發熱肢體倦怠或潰後血氣虛弱不能生肌收斂或兼飲食勞倦頭痛身熱煩躁作渴脉洪大弦虛或微細濡弱自汗飲食少思

瘀傷氣血損之聖藥也方見肌肉不生

神應葱熨法治跌撲傷損腫痛用葱頭細切杵爛炒熱敷患處如冷易之再熨腫痛即止其效如神

二味參蘇飲治出血過多瘀血入肺面黑喘促

人參二兩　蘇木二兩　右每服五錢水煎服

桃仁承氣湯加當歸即歸承湯治傷損血滯作痛或發熱發狂等症

桃仁研　芒硝　甘草炙各二錢　大黃酒蒸二錢

右作二劑水煎更量虛實用之

復元活血湯治從高墜下惡血流於脇肋疼痛不已

柴胡五錢　當歸三錢　甘草二錢　川山甲　大黃酒浸一兩

桃仁去皮尖五十個研爛　紅花一錢　瓜蔞仁二錢

右每服二三錢水酒煎五分熱服以利為度利後痛或不止

服乳香神應散

消毒定痛散　治跌撲腫痛

無名異炒　木耳炒　大黄炒各五分

右爲末蜜水調塗如內有瘀血砭去敷之腐處更用當歸膏

敷之尤好

藥蛆方　治傷損成瘡潰爛生蛆用皂礬煅過爲末乾摻其內蛆

即死

參芪内補散

人參　黄芪　當歸　白术各一錢　白芷

防風四分　川芎六分　肉桂　甘草炒各五分

右水煎作二三服

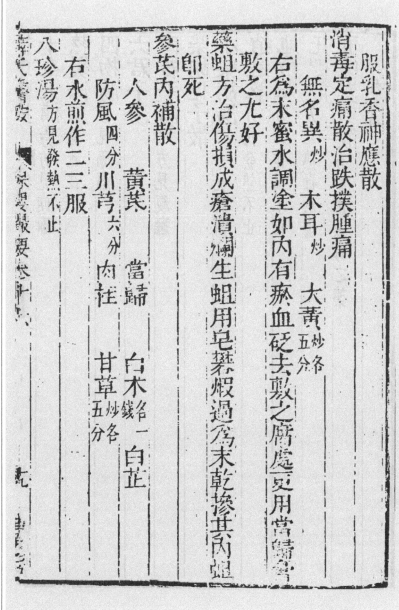

八珍湯方見發熱不止

十全大補湯方見便癰

葱熨法方見流注

四物湯方見脇癰

六君子湯

四君子湯二方見腹癰

柴胡梔子散

小柴胡湯二方見脇癰

逍遙散方見發熱不止

地黄丸方見作渴不止

托裏散方見熱毒瘡瘍

五味異功散方見用敗毒之藥

漆瘡

丹溪屬木木生火而能剋土性脾虛之人多染之若遍身浮腫或嘔吐者用小柴胡湯加白术陳皮茯苓若遍身或面目作痒若用前胡湯加連翹山梔若膿水淋漓或痒或痛者用柴胡山梔散若嘔吐不食或泄瀉腹滿者用四君升麻其外治之法當用鐵秀末調搽或蟹黃塗之或用麻油或浸芒硝淋塌患處或礬石末紫蘇末搽之或人乳汁潤之或無名異末水調敷或用好花椒煎湯洗之或生薑汁敷之或乾荷葉濃煎湯洗之並効

風犬傷 附蛇虫痛傷

丹溪衍義云犬屬陽其性熱大抵熱極生風風熱相搏則爲顛狂驚駭之狀此物理之自然者今人治風犬咬傷反以巴豆斑猫等燥熱之劑瀉毒從小便出如犬之形狀殊不知以熱濟熱血被傷而然非犬之毒也切宜慎之余見吳中凡被犬傷或出

血發熱者輒服斑猫巴豆等藥或至發搐咬牙即以爲毒甚服之益堅遂致殞喪殊不知凡被傷受驚之症皆肝經所主肝屬木木生火火生風故發搐咬牙之疾彼犬驚傷所致爲多不必風犬爲然也若爲風邪所襲牙關緊急腰背反張宜用定風散童便調服更以漱口水洗淨傷處搽之若出血不止用燈草貼之甚有他症從破傷風法治冊溪之戒不可不知若眞爲猘犬所傷則斑猫巴豆之藥亦當暫用蓋以毒攻毒理勢自然毒旣內中非此不去但病去即止便與調補可保無虞不宜確服耳大凡猘犬之狀必吐舌流涎尾垂眼赤誠爲易辨其被傷病甚之時必作犬吠亦自不同不可一槩施治也

一小兒犬吠出血抽搐痰盛敷玉珍散服抱龍丸而愈

一小兒素怯弱犬咬出血惡寒發熱過服斑猫之藥殊類破傷

風與玉珍散敷之服十全大補湯倍加鈎藤鈎而愈

一小兒被犬傷面青發搐咬呀此因驚所致或謂風犬致傷用斑猫等藥而殁

一小兒犬傷牙關緊急兼熱發搐余以為急驚風不信乃服斑猫等藥而殁

一方治風犬咬用斑猫七箇去頭翅足將糯米一撮同炒米黄色爲度爲末空心用水調服

又法用硃砂雄黄各五錢爲末空心香菜油調下

玉珍散一名奪命丹 治傷損傷風頭痛角弓反張

天南星炮　防風去蘆根各等分

右爲末凡破傷風病用藥敷貼瘡口即以溫酒調下一錢服之如牙關緊急童便調服二錢垂死心頭溫者急服三錢用

童便一盞煎服

治蛇蝎蜈蚣等惡蟲所傷用大蒜切片置痛以艾炷於灸之毒氣頓解痛即止

又方用白礬於燈上燒汁滴於痛處或用貝母末酒調服之神効或用南星末醋調上擦之或黃蠟燒滴患處亦妙

治蛇入人竅用艾灸蛇尾即出又法以刀破蛇尾少許入花椒自出即用雄黃硃砂爲末煎人參湯調灌之內毒即解用白芷末或貝母末酒服尤効

治蛇纏人身不解以熱湯淋之或就以身臥倒滾轉亦可解

治蛇骨刺人毒氣作痛燒鼠屎爲末敷之或食熱酒大蒜亦効

治蜈蚣入咽中被咬未死殺雞血灌之更灌以香油探吐血蟲並出

治誤吞水蛭用田中乾泥一塊小死魚三四箇去頭骨將巴豆十粒去殼研爛入泥爲丸菉豆大用田中冷水吞下十丸小兒三五丸須臾瀉出却以四物湯加黄芪煎服以生血氣自愈

治蠼螋尿躲人生瘡如粟粒四圍赤中有白汁令人惡寒壯熱迺身即磨犀角汁塗之或燕窠中土猪脂苦酒敷之立効鹽湯浸洗亦可

治蜘蛛咬一身生癩羊乳一味飲之

治蚯蚓呵陰囊腫脹及咬人甚者如大風狀眉鬚脫落夜聞蚯蚓之聲鳴於身濃煎鹽湯浸洗即安

治螻蛄咬用石灰醋和塗之

治毒蟻螫人用雄黄一錢麝香五分研細生麻油調塗之

治蛇蟲刺人用豬牙中垢塗患處

治蜴蜥嚙人用青麻心以手挼解取汁塗之

治諸蟲入耳用猪肉炙香置耳邊蟲聞香卽出如蟲死在耳中用細蘆筒或鵞翎管令人吸出之

瘡瘍發痓

瘡瘍發痓因氣血虧損外邪所搏或內虛鬱火所致其症牙關緊急四肢勁强腰背反張肢體抽搐有汗不惡寒者名曰柔痓風傷衛故有汗也無汗而惡寒者名曰剛痓寒傷榮故無汗也皆因亡血過多筋無所養傷寒汗下過多及潰瘍產後者多患之此乃敗症也若大補氣血多有復生如作風治速其危矣兒在嬰兒難尤調理宜審其稟賦及乳母所致者而治之

一小兒瘡潰後患此形氣殊倦用十全大補湯二劑稍緩佐以

補中益氣湯數劑而痊

一小兒患瘰癧變痙面靑或赤此脾經血虚而有熱也用八珍湯加柴胡牡丹皮熱汗漸止又用十全大補湯寒熱漸止又用托裡散附子餅而愈後傷食服尅代藥仍發痙手足如氷余用人參理中丸五味異功散而愈

一小兒感冒發散變痙汗出不止手足並冷用補中益氣湯加肉桂四劑而愈

一小兒金刃傷腳面出血過多口噤目直此出血過多肝火內動而變症用四物參朮鈎藤鈎四劑其勢稍定又用五味異功散加當歸柴胡變症悉愈又用托裡散八珍湯患處潰而痊

一小兒傷手出血煩躁口噤昏憒氣息奄奄先用東垣聖愈湯而安又用托裡散而潰佐以八珍湯而斂

一女子十五歲傷手指出血口噤如痙脉浮數肝脾爲甚先用加味歸脾湯四劑稍緩又數劑漸甦却佐以加味逍遥散月餘而甦却用歸脾湯爲主八珍湯爲佐而愈此等症候用祛風化痰之藥而死者不可枚舉

十全大補湯方見便癰

補中益氣湯方見肌肉不生

人參理中湯

五味異功散方見用敗毒之藥

附子餅方見貼骨癰

托裡散方見熱毒瘡瘍

歸脾湯方見臀癰

八珍湯

加味逍遥散（二方見發熱不止）

破傷風

潔古云風症者善行而變數入臟甚速死生反掌之間耳急宜分表裡虛實而治之邪在表者宜羌活防風湯半表半裡者宜有汗而身無汗宜羌活湯傳入者甚則舌強口噤項背反張筋惕搐搦痰涎湧盛胸腹滿悶或便溺赤閉時或汗出其脉洪數而弦者宜大芎黃湯然其汗初出者由風欝甚於裡故表熱稍解腠理疎而汗出也宜除熱散結若熱已退臟腑已和而汗仍出者表虛也以白术防風湯實其表牙關緊急者須撬開口灌之更不時灌以粥飲然小兒患之多因夾驚肝火內熱生風所致夫肝主五色屬木生風察其面色入肝爲青入心爲赤入脾爲黃入肺爲白入腎爲黑肝經者用柴胡清肝散心經者用

梔子清肝散加黃連腎經者用地黃丸加柴胡脾經者用六君加山梔柴胡爲主而佐以大補脾胃之藥爲善

一小兒十四歲患瘰癧因勞心功課頭痛發熱自以爲傷風用薑葱發汗忽腰背反張口噤不語脉浮大按之如無此氣血虛極而變痙非破傷風也灌十全大補湯一劑良久方甦又數劑而愈後又傷復厥冷汗出如注良久不省用前湯加附子五分一劑而甦乃去附子服至三十餘劑而愈

一小兒患流注面色痿黃忽舌强口噤脉洪大而虛按之如無此脾肺氣虛而變症也先用補中益氣湯四劑稍緩又用十全大補湯數劑而痊

一小兒臂癰久不收斂因驚發搐口噤用托裡散內參术各用三錢柴胡五分鈎藤鈎一錢五分四劑而安後停食驚駭目直

多搐口噤流涎手指逆冷用五味異功散此肝木旺脾土受傷飲食內作而然用五味異功散加釣藤鈎木香乾薑而愈

一小兒遺瘍變痙如前面色青赤此心肝二經血虛而有熱也先用八珍湯加柴胡牡丹皮稍定又用加味逍遥散加五味子漸愈又用八珍湯而安

一小兒潰瘍忽汗出不止手足並冷先用補中益氣湯加肉桂五味子數劑諸症漸愈又因飲食過多口噤作嘔用異功散加升麻四劑而安

一小兒十六歲瘰癧久不斂因過勞口噤目直脉洪數左關脉弦而無力余謂肝經氣血虛而火內動也用地黄丸料四劑而步那用補中益氣湯以補脾肺用地黄丸以補腎肝爲主佐以九味蘆薈丸以治肝疳而瘰癧愈

一小兒十六歲流注久不愈因勞兼怒忽仆地昏憒殊類破傷風面色皎白無氣以動用補中益氣湯内用人參五錢加肉桂一錢不應加乾薑一錢又不應此陽氣虚甚藥力不能勝之也急加附子一錢稍定乃去附子服十餘劑而元氣漸復却佐以八珍湯豆豉餅半載而痊畢姻後因入試場勞傷元氣前症復發亦類破傷風脉浮大按之如無用參附湯四劑而甦八珍湯地黄丸料各百餘劑而痊

羌活防風湯治破傷風初病邪在表者急服此藥以解之

羌活　防風　甘草炙　川芎　藁本

當歸　芍藥各四兩　地榆　細辛各二兩

右每服五錢水煎熱服

防風湯治破傷風表症未傳入裏急服此

防風　羌活　獨活　川芎各等分

右每服五錢水煎調蜈蚣散大効

蜈蚣散

蜈蚣一對　鰾三錢　右爲末用防風湯調下

羌活湯治破傷風半表半裡者急宜服此

羌活　菊花　麻黃　川芎　石膏煅

防風　前胡　黃芩　細辛　甘草

枳殼　白茯苓　蔓荊子各一兩　薄荷　白芷各五分

右每服五錢生薑水煎日二三服

地榆防風散治破傷風在半表半裡頭微汗身無汗不可發汗

表裡兼治

地榆　防風　地丁草　馬齒莧各等分

右爲末每服三錢溫米湯調服

大芎黃湯治破傷風在內急宜服此湯疏導之

川芎　羌活　黃芩　大黃各一兩

右每服五錢水煎溫服以臟腑通和爲度

白朮防風湯治表藥過多有自汗者

白朮　黃芪各一兩　防風二兩

右每服五七錢水煎溫服無時臟腑和而自汗者可服此藥

若臟腑秘小便赤自汗者宜速下之用大芎黃湯

白朮湯治破傷風汗不止筋攣搐搦

白朮　葛根各二兩　升麻　黃芩　芍藥

甘草二錢五分

右每服五錢水煎服無時

玉真散治破傷風方見風犬傷

白丸子治一切風痰壅盛手足頑麻或牙關緊急口眼歪斜半身不遂等症

半夏七兩生用　川烏去皮臍生用五錢　南星三兩

右爲末用生薑汁調糊丸桐子大每服一丸空心薑湯下余承乏留都各局用此丸及阿膠俱自製但要藥味真正白丸子如急備用不及浸內烏頭以火略炮用之亦効

瘈瘲

瘈者筋脉急也瘲者筋脉緩也急則引而縮緩則瘲而申或縮或申動而不正是也俗又謂之發搐凡癲癇風痙破傷風三症皆能瘈瘲則有瘡口潰腐出血然潰瘍傷損者多患之若血氣虛肝火內動生風者用八珍黃芪鈎藤鈎佐以地黄丸料如未應專補胃氣用經血燥生風者用羚羊角散加鈎藤鈎山梔若

肝火血燥用加味逍遥散加鈎藤鈎未應須兼服六味丸以補腎水而生肝木若因乳母有鬱怒肝火致兒爲患者須調治其母仍參五臟相勝而治之

一女子原癖瘀痰服鎮驚之藥面色青赤呵欠咬牙余謂肝經氣虛血弱而火動生風用五味異功散加柴胡升麻而愈後因怒復作面赤目直大叫項强闗脉洪數先用抑肝散次用地黄丸而愈

一小兒十四歲患此兼呵欠咬牙手欲尋衣所服皆祛風之藥余謂肝經之血復傷矣當用地黄丸以滋腎水而生肝木不信專於祛風化痰虛症蜂起昏憒如醉此胃氣太虛五臟無所資而然也以四君子湯内用人參一兩一日併進三劑餌之而無氣以動至十三劑却佐以地黄丸料每劑加黄芪五錢又二十

餘劑乃愈次年畢姻不月而復發亦用前藥而瘥

一小兒潰瘍後瘛瘲因服牛黃丸反加四肢無力項強目直唇白流涎手足厥冷求治於余余曰經云脾之榮在唇口又云脾主四肢又云脾主涎此因前藥妄下胃氣復傷肝木侮土以致前症也當先救胃氣以養五臟因衆議不一尚未用藥翌早果咬牙呵欠困臥驚悸哽氣短氣面色皎白始信余言遂先用五味異功散次用補中益氣湯而愈

一女子瘰癧將愈因勤於女紅忽作瘛瘲此胃氣未實而勞傷筋脉耳用補中益氣湯及五味異功散俱加鈎藤鈎而愈後勞役怒氣經行顫振用加味逍遥散及補中益氣湯俱加鈎藤鈎而愈

一小兒作傷潰後患前症面青或赤服風痰之藥咬牙目直仍

欲治風余曰凡傷損之症皆肝主之故面色青而瘈瘲咬牙目直皆屬肝經血氣虛損風木鍚合火動而生風也無風可祛無痰可逐遂用地黃丸及補中益氣湯而愈

一小兒跌傷臁出血誤服大黃等藥患前症或時煩躁自汗手欲撮空此因肝經血虛肝火熾盛耳用地黃丸補中益氣湯而愈

方見前各症

顫振

顫振與瘈瘲相類瘈瘲則手足牽引或伸或屈顫振則但顫動而不伸屈也內經云因胃氣不實諸脉空虛行陰用不復因其所在補分肉間然小兒瘡瘍潰腐或損傷膿血出多亂脾胃氣虛血弱用補中益氣湯五味異功散加白术當歸升麻主之肝

經虛熱用六味丸脾血虛弱用四君子加芎歸胃氣虛弱用補中益氣湯

一小兒腿癰內潰出膿碗許卽時顫振面白汗出此陽氣虛脫非大補不可也遂用人參一兩煎服之汗愈甚手足並冷再用人參二兩乾薑二錢煎服良久汗乃稍止再劑諸症漸愈却用補中益氣湯加人參五錢數劑而愈

一小兒臂癰潰後顫振少氣脉浮數按之不鼓此元氣虛弱也朝用補中益氣湯夕用異功散各二十餘劑未見效因虛甚而功力未能及耳又用前藥各二十餘劑顫漸愈後佐以托裡散而瘡亦痊

一小兒十六歲臂癰潰而顫振遂用大補中氣之藥而顫止因勞發熱癰內潰而復顫脉浮數按之不鼓兩寸脉短小不及本

佐或欲祛風余曰長則氣治短則氣病此由胃氣虛甚故也先
用獨參湯數劑愈乃佐以補中益氣湯各五十餘劑而愈若加
附子一片數劑亦可愈矣
一女子十六歲臂臃一塊肉色不變按之則痛服敗毒流氣之
劑更加發顫時孟春面戴陽光手不畏寒脉浮數按之不鼓而
短彼欲攻毒余曰此榮衛虛弱外寒所搏而爲患也又加敗毒
胃氣虧損豈不加顫耳遂用人參五錢黄芪三錢當歸熟地各
三錢升麻柴胡各五分二十餘劑而顫稍緩乃佐以補中益氣
湯內用人參五錢又二十餘劑兼葱熨法而臃亦愈
一女子患瘰癧因怒兩手顫振面色或青或赤此肝經血虛火
盛而生風也用四物加山梔鈎藤鈎龍膽草甘草而顫振漸愈
乃去膽草與地黄丸間服而痊後因勞心發熱兩手復振用補

中益氣湯地黃丸而愈

一小兒患臂癰面色或黃或赤先用補中益氣湯地黃丸尋愈後因怒氣頤振先用補中益氣湯加鈎藤鈎炒山梔又用加味逍遥散加鈎藤鈎而愈又因飲食停滯吐瀉酸臭更加發搐用五味異功散加鈎藤鈎而愈

一女子患流注發熱而顫此肝脾氣血不足經水過期虚火生風之症也先用補中益氣湯加鈎藤鈎漸愈又用加味地黃丸而全愈

一女子不得繼母之心久而鬱怒遂患頤振面赤發熱先用加味小柴胡湯次用加味歸脾湯及加味逍遥散前後間服而尋愈但面色時青又用地黃逍遥散而安

一女子腹癰患此手足或急或縱先用四物加柴胡山梔丹皮

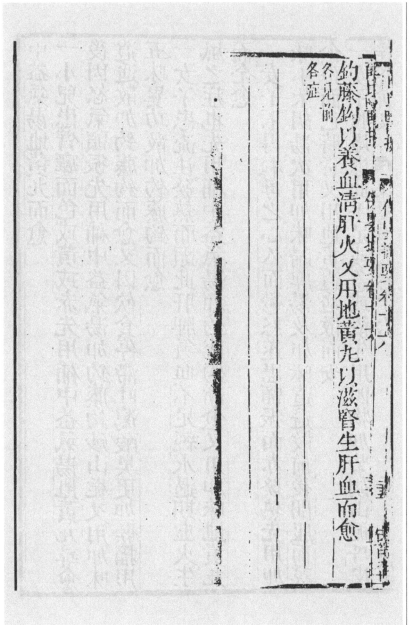

鈎藤鈎以養血清肝火又用地黄丸以滋腎生肝血而愈

各見前

各症

保嬰撮要卷十七　續集　薛氏醫按

吳郡薛　己著
江都吳中珩校

痘疹受病之由

痘疹之由因兒在胎食母五臟血穢伏於命門或至天行時氣或驚駭跌撲或飲食所傷因而發之狀類傷寒其症面燥腮赤目胞亦赤呵欠頓悶乍凉乍熱咳嗽嚏噴足稍冷耳冷尻冷多睡驚悸耳後有紅絲赤脉此其候也五臟各具一証肝藏水疱肺藏膿疱心藏斑脾藏疹歸腎變黑蓋以太陽起於右腎之下煎熬左腎足太陽膀胱寒水夾脊上流上頭下額逆手太陽丙火不得傳道逆於面上故顯是諸症蓋壬癸寒水尅丙丁熱火故也凡瘡疹初起一發便出盡者必重瘡夾疹者半輕半重稀

少者輕裹外微紅者輕外黑裹赤者微重外白裹黑者太重瘡端裹黑點如針孔者勢劇也青乾紫陷睡昏汗出不止煩躁熱渴腹脹喘嗽大小便不通者困也

痘疹正狀

痘疹正病蒸熱一日稍凉現瘢一日至三日足心齊漸大如珠結成膿窠飽滿漸至蒼蠟色自初紅癍爲始計七日當成膿結痂此則言其大略也人有虛實之不同病有淺深之各異脾胃充實血氣調和皆依期而愈若調治失宜虧損脾胃或寒暄失度必致遷延大抵形勢既正而無他症不必用藥此先哲之格言也鄭氏云凡疹痘欲出先發熱輕者三日次五日遠者不過七日此約法也一日太陽傳膀胱二日陽明傳胃三日少陽傳膽四日太陰傳脾五日太陰傳腎六日厥陰傳肝七日還經五

臟六腑傳遍故七日而止也又有因傷寒至七日以後或已汗或未汗或吐下後熱不除此毒氣盛而未發熱毒入胃發於皮膚成斑者狀如蚊蟲所囓赤者十生一死黑者十死一生及有胃熱發黃者狀如橘色下利者死又有成隱疹者或白泡者此皆傷寒熱毒不除多變此疾故發癍不可用表汗藥也

痘疹輕重

輕者作兩三次出大小不等頭面稀少胸前眼中皆無根窠紅活肥滿光澤形似水珠不渴瀉不煩躁○重者一齊出密如蠶種頂陷如茱萸樣或平頭灰白色渴瀉煩躁頭溫足冷身熱不除治之如法十全八九

輕變重所犯者七

不忌口味不慎飲食致傷脾胃○先曾泄瀉裏虚毒氣不能發

出○言風寒所謂春夏之氣爲順秋冬之氣爲逆大忌感冒風寒損表○犯房室○餌涼藥宜用滋補血氣壯脾之藥不宜清涼宜利之劑畏寒則毒氣不能攻出○穢氣相觸血氣聞香則順聞臭則逆順則易出易靨逆則難愈○生人輒至恐外人由坐産房室或臨喪而來或帶醉或食腥氣因此穢惡之觸皆爲害也．

重變輕所慎者五

謹避風寒及房內有風亦宜避之惟夏不忌如過狂風輒寒亦宜避之○常和煖寒則添衣熱則減去務得中和毋令太過不及○節飲食忌補橘西瓜菱角水蜜等冷物恐內傷胃氣尤忌肥肉油膩恐泄瀉忌鹹物恐作渴忌酒葱蒜魚羊等腥物恐致瘡痒務使脾胃充實其瘡易出易靨也○大便稠飲食調和不

致泄瀉一日二日一次爲調日行二三次爲利三四日一行爲

秘○依方調理避風寒節飲食詳症用藥庶不致輕變爲重矣

不治五症

咳嗽聲啞飲食挫喉○腹脹氣促悶亂不寧○渴瀉不止咬牙

寒戰○瘡嫩易破痒塌不止○紫黑灰色頂陷喘渴

紅瘢標現之圖

一日

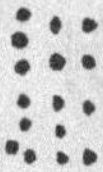

一日先退熱放標者必輕又放標後一日身凉稀密已定仍熱煩躁尚未盡有兩三次出熱方定紅標現者吉或隱或現者凶

二日

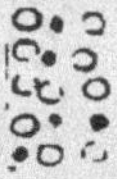

二日如粟米大稀而紅滿者吉二日頂陷灰白色者次之

三日

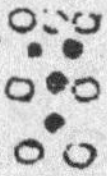

三日尖滿如珠者吉灰白色者次之

標三日必出定已後身反發熱悶亂煩渴者凶

瘡綻灌膿之圖

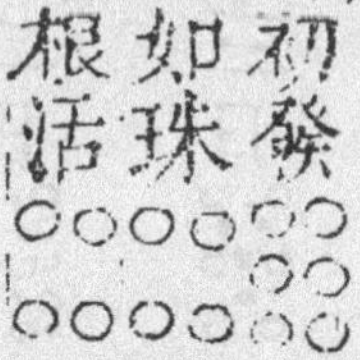

有兩三次出大小不一等先出者先灌漿後出者後灌漿如水珠光澤根窠紅活者吉不渴瀉悶煩者不必服藥微渴微痒不瀉者不妨亦不須服藥若一齊並出稠密灰白色頂陷煩躁渴瀉者急宜治之

收靨之圖

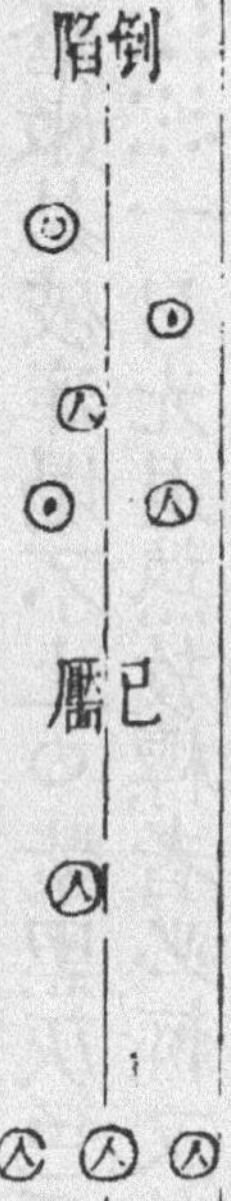

瘡已飽滿如膿窠將收漸至蒼蠟色有等無膿有黄白色自放標一日爲始至七日收靨至十日收完此爲正病有遲延八九日方靨至十四五日方完亦有之但不瀉渴悶亂其瘡飽滿無陷手按之堅硬皆好將收時漸退紅腫或瘡中收靨

覺有黄蠟色或外面先靨根下皺皮男從面收至臍女從
從面收至胸腹收後離肉不粘易脱俱好有微濕痒痛有身
收完足收遲亦不妨身微熱不能食者亦有之只怕嬌嫩易
破悶亂痒塌者凶

靨後餘症

瘡疹收靨之後預宜調理就有出外不避風寒不節飲食
偏無病者莫非胃實體壯亦宜仔細病初痊臟腑初安脾
胃尚弱動止飲食過度復病喘咳腹脹必凶又血氣尚弱
動止太早病復皆凶况肌肉嬌嫩冒風易得感寒頭痛身
熱則難治矣

腹脹氣促根窠不赤之症

陳文宿先生云痘瘡已出未愈之間或瀉渴腹脹氣促其瘡不
光澤不起發根窠不紅謂之表虛也先與十一味木香散以和

五臟之氣後與十二味異功散送七味肉豆蔻丸以助臟腑之氣竊謂痘瘡既出不光澤不起發不紅活或泄瀉作渴或肚腹作脹或氣促作喘寒戰咬牙或手足指冷肢體攣縮作渴飲湯陽氣虧損內虛寒而外假熱也用十二味異功散若作渴飲湯手足不冷者脾胃虛弱也用五味異功散凡痘瘡先出不如式後出而紅活或成片色赤而穢氣者俱無妨

一小兒出痘四日腹脹瀉渴脾胃虛寒也用十二味異功散一劑又用參芪內托散貫膿滿而忽寒熱咬牙此膿貫而陽氣虧損也用參附湯獨參湯而愈

一小兒痘四日腹脹瀉渴氣促體倦此脾氣虛也用人參白朮散加木香煎送四神丸一服諸症頓止但膿遲作渴此表裡血氣俱虛用參芪四聖散大補湯而愈

一小兒痘瘡作渴腹脹小便不利此邪氣壅滯也用木通芍藥湯一劑諸症稍愈用參芪四聖散其漿漸貫用參芪内托散結靨而愈

一小兒痘瘡將愈腹脹手足或冷或熱此陽氣虛寒也先用十二味異功散手足不冷此陽氣漸復也乃用五味異功散加木香而愈

一小兒痘瘡大便利而小便秘腹脹作喘手足並冷此脾氣虛也先用葶藶木香散一劑又用五味異功散加木香二劑而愈後腹脹不食口角流涎仍用五味異功散而痊

一小兒痘瘡將愈忽腹脹泄瀉侵晨爲甚飲食不化余謂脾腎虛弱朝用人參白术散夕用二神丸而瀉止又用參芪内托散兼托裡散而靨

一小兒痘瘡腹脹泄瀉飲食不化此脾腎氣虚用人參白术散豆蔻丸而愈

參芪內托散　治裡虚發痒瘡不潰倒靨

人參　黄芪炒　當歸　川芎　厚朴薑製

防風各五分　桔梗　白芷　官桂各三分　紫草五分

木香　甘草各三分

右入糯米一撮水煎量服之寒戰咬牙飲水瀉渴亦宜服之

參芪四聖散　治痘瘡已出六七日不能長不生膿或痒塌

當歸　芍藥炒　黄芪　川芎各五分　白术

茯苓　紫草如無紅花代之　木通　防風各三分　糯米二百粒

右水煎母同服

葶藶木香散　治大便自利小便澁滯喘嗽腹脹不能食多服爲

炒

猪苓　澤瀉　茯苓　白术　官桂各五分

滑石二錢　葶藶　木通　木香　甘草各五分

右水煎量大小服之

木通芍藥湯治痘瘡作渴腹脹小便不利

木通　芍藥　白术各五分　川芎　陳皮

乾葛各三分　甘草二分　右水煎服

十全大補湯

當歸　川芎　白芍藥炒　熟地黄　人參

白术　白茯苓　甘草炒　黄芪炒　官桂各等分

右水煎量兒大小服

參附湯治痘疹陽氣虛寒咬牙寒戰手足並冷或吐瀉不食飲

沸湯不知熱用獨參湯加好真附炮如法者每劑先加一錢未應多加之更不應加至四五錢或等分亦不妨但用之以運其陽氣如已脫者不治

獨參湯治陽氣虛弱痘瘡不起發不紅活或膿清不滿或結痂遲緩或痘痕色白或嫩軟不固或膿水不乾或時作痒或畏風寒用好人參一兩生薑五片大棗五枚水二鍾煎八分徐徐溫服嬰兒乳母亦服

胡荽酒

用胡荽一把以好酒二鍾煎一兩沸令乳母含噴兒遍身頭面并房中須燒胡荽香能辟除穢氣使痘疹出快若痘疹已出而飲食少思宜用棗子燃炙兒聞棗香尤能開胃進飲食解毒氣若因飲食停滯未及消導者不宜用

托裏消毒散

托裡散 二方見痘癰

七味白术散 即人參白术散 方見痘瘡屬陰屬陽

十一味木香散

十二味異功散 二方見痘灰白色

五味異功散 方見痘寒戰咬牙

肉豆蔻

二神丸

四神丸 三方見瀉渴咬牙

發熱口渴煩躁不止之症二

陳文宿先生云瘡疹始出一日至十日渾身壯熱大便黃稠是表裡俱實其瘡必光澤起發必肥滿必易靨而不致損傷也又

云痘瘡發熱口渴煩躁不止者切不可與冷水蜂蜜柿子西瓜等生物及清涼飲消毒散等藥恐内生脾胃以致腹脹喘滿寒戰咬牙則難治竊謂前症若二便自調飲食溫和口渴飲湯手足不熱是爲虛熱不可食生冷之物若二便秘結飲食喜冷口渴飲水手足並熱是爲實熱可與冷水飲之凡痘出而熱未止者既出盡則熱自止

一小兒腹脹發熱容而根顆不明色不紅活漿不滿先君謂脾氣虛而毒未盡也用參芪四聖散痘果復出熱止紅活分明又用參芪內托散而靨

一小兒腹脹作渴發熱成片先君謂脾氣虛弱痘毒未盡用參芪四聖散二劑先出者貫漿後出者穢氣而愈

一小兒痘腹脹二便自利手足並冷先君云脾胃虛寒用十一

味異功散一服又用五味異功散加木香二劑却去木香又一服而痊

一小兒痘瘡發熱作渴此痘出未盡脾胃虛而熱也用人參麥門冬散一劑痘復出而熱渴止用人參白术散而飲食進用參芪四聖散而漿潰用托裡散而瘡靨

一小兒痘腹脹足冷内熱作渴此胃氣虛而津液不足也余先用五味異功散二劑又用參芪四聖散膿貫用人參白术散而靨

一產婦出痘寒戰咬牙腹脹作渴足冷身熱此脾胃内虛寒而外假熱先用十全大補湯加桂附四劑乃去附易乾薑又四劑却用參芪四聖散五味異功散加歸芪而靨

一妊婦出痘發熱足冷腹脹此脾氣虛弱而毒未發也用紫草

木香散及用八珍散而貫膿倍加參芪又數劑而愈

人參麥門冬散（一名麥門冬散）治痘瘡發渴

麥門冬（一兩）　人參　甘草　陳皮　白术

厚朴（薑製各半兩）　右每服三錢水煎量兒大小加減

按前方若因熱毒作渴宜用之若因中氣虛弱作渴當用八參白术散

紫草木香散　治痘瘡裏虛痒塌黑陷發熱

紫草　茯苓　甘草　白术　木香

人參（各等分）　糯米　右每服三錢水煎

清涼飲（方見大便不通）

人參白术散（方見發熱屬陰屬陽）

托裡散（方見痘癰）

十全大補湯　方見腹脹氣促

十一味木香散

十二味異功散　二方見痘灰白色

參芪四聖散　方見腹脹氣促

八珍湯　方見頂陷灰白色

痘瘡出遲屬各經所主　三

陳文宿先生云痘瘡出不快誤言毒氣壅盛用藥宣利解散致臟腑受冷榮衛澁滯則氣血不能充實其瘡不起發不光澤不充滿不結實不能成痂多致痒塌煩躁喘渴而死竊謂海藏云痘瘡出不快如身後出不快者足太陽經也用荆芥甘草防風湯身前出不快者足陽明經也用升麻葛根湯身側出不快者足少陽經也用防風芍藥甘草湯若便利調和而出不快者熱

在表也宜葛根湯微發之又有上中下三部先上部次中部又次下部纔出齊而自愈又有作三次而出者錢氏云三日不快不出用消毒之藥仍不出脉平靜者本稀也不必服藥大凡五六日間當解毒補托以盡發於表七八日間毒氣不能盡出而反入於內必用藥驅出之痘疹方云瘡起遲而小便澁滯咳嗽有痰用仙聖散出而不長隱於肌膚用人參透肌散色赤而出不快用紫草透肌散出而不勻用升均湯出而不長不貫用參芪四聖散出而色不紅活用紫草快斑湯出而小便赤澁用紫草木通湯出而漿不回用參芪內托散若色赤而兼痒者屬血虛有熱用四物牡丹皮色白而兼痒者屬氣虛有熱用五味異功散加當歸木香若發熱大便秘者用犀角消毒散發熱大便調和者用人參麥門冬飲寒戰渴瀉飲沸湯口不知熱用十二

味異功散作渴飲冰雪口不知寒用四順飲地黃丸手足不飲湯温和者用五味異功散或托裡散

一小兒發熱痘出身涼根顆紅活余謂表裡血氣皆實而不用藥後果然凡三四日前先發熱而痘出或熱一次涼一次而痘出者毒勢輕也皆不必用藥其血氣實而托裡血氣虛而宜表者多致有誤

一小兒痘出不快色欠紅活此血氣虛弱用參芪四聖散出而色赤再劑色紅活起發又用透肌散而靨

一小兒第九日痘將靨而熱不止脉滑而數皆爲不治先君謂痘未盡耳非敗症也遂用快斑湯一劑果出一番至十七日而痂落

一男子發熱咳嗽噴嚏面燥腮頰目胞皆赤遍身赤瘤余謂此

心臟痘疹之狀也彼因疑惑而未用藥餌旬餘赤爛皆爲膿疱且紅活起發余謂痘疹明矣既紅活起發不必服藥至十七日大便下膿血瘡痂而痊

紫草透肌散治痘瘡色赤不快或痒塌

紫草　蟬脫　木通　芍藥　甘草炙各等分

右每服三錢水煎

人參透肌散治痘瘡虛而有熱雖能出快而不齊整隱於肌膚間者

人參　紫草如無紅花代之　白朮　茯苓　當歸

芍藥　木通　蟬腿　甘草　糯米

右每服三錢水一盞半煎半盞徐徐服

紫草木通湯治痘疹出不快小便赤澁

紫草　木通　人參　茯苓　糯米各等分

甘草減半　右每服二錢水煎

防風芍藥甘草湯

防風　芍藥　甘草　右每服一二錢水煎

荆芥甘草防風湯

荆芥　甘草　防風各等分　右每服一錢水煎

升均湯治痘瘡已出不均或吐瀉熱渴

升麻　乾葛　芍藥　人參　白朮

茯苓　甘草　紫草茸如無紫草代之

右每服三五錢水煎量服之

四物湯治痘瘡血虛發熱或煩躁不寐作癢色赤

當歸　熟地黄各二錢　芍藥炒一　川芎各一錢　右水煎服

仙聖散治痘出不快小便赤澁咳嗽有痰

紫草　枳殼　黄芪　甘草　木通各等分

右每服二錢水煎

十二味異功散

葛根湯

參芪内托散二方見腹脹氣促

升麻葛根湯方見水痘麻痘

紫草快斑湯方見大便不通

四物湯方見痘瘡出遲

人參麥門冬散方見前

參芪四聖散方見腹脹氣促

五味異功散方見寒戰交牙

犀角消毒散方見

清涼飲方見大便不通

地黃丸方見痘瘡發熱屬陰屬陽

泄瀉咬牙作渴之症 四

陳文秀先生云痘瘡瀉水穀或白色或淡黃者宜服十一味木香散送肉荳蔻丸若瀉多津液內耗血氣不榮其瘡雖起發亦不能結靨如身溫腹脹咬牙喘渴者難治緣津液枯耗而飲水不止瀉蕩散真氣故多死也速與十一味木香散救之如不愈急用十二味異功散竊謂荳蔻丸治陽氣虛寒滑瀉之澁劑蓋腎主大便若因腎氣不固而致前症者宜用十一味木香散或六君子湯送四神丸若欲瀉不瀉脾氣虛而下陷也用補中益氣湯加肉荳蔻飲食不化手足並冷脾氣虛寒也用四君子湯加

附子

一小兒出痘泄瀉腹脹煩渴飲沸湯而不知熱先君謂陽氣虛寒用十一味木香散二劑泄瀉頓止飲湯嫌熱此陽氣復也乃用六君乾薑木香歸芪而愈

一小兒痘瘡愈後泄瀉飲食不化此脾腎氣虛用六君補骨脂肉荳蔻瀉止用參芪四聖散接補元氣而痊

一小兒發熱飲冷唇舌皺裂瀉糞穢臭先君以爲內蘊用前胡枳殼散一劑稍愈又用竹葉石膏湯加漏蘆乳母服之其兒頓安

一小兒痘後作瀉久不愈而肌體骨立此脾腎虛弱也用二神丸五味異功散漸愈因停食呑酸作瀉肚腹重墜此脾氣下陷遂先用補中益氣湯爲主佐以五味異功散漸愈又用參芪四

聖散托裡散治其瘀而痊

一小兒出痘發熱燥渴色黯出血足熱腰痛此脾腎虛熱用聖濟犀角地黃湯一劑却用地黃丸料數劑而貫又用參芪內托散而痊

一小兒痘瘡將愈侵晨泄瀉飲食不化余以爲腎瀉朝用補中益氣湯夕用二神丸而愈

四神丸治脾腎虛弱大便不化飲食不思或泄瀉腹疼等症

肉荳蔻二兩　補骨脂四兩　五味子二兩　吳茱萸一兩浸炒

右爲末用水一鍾生薑八兩紅棗一百枚煮熟取棗肉丸小豆大每服二三十丸食前白湯下去五味子吳茱萸名二神丸

二神丸治瘡瘍因脾腎陰虛泄瀉

補骨脂四兩　肉荳蔻二兩生用

右爲末用紅棗四十九枚生薑四兩水一鍾煮乾取棗肉丸桐子大每服二三十丸白滚湯下

肉荳蔻丸治瀉水穀或白或淡黄不能止者

木香　縮砂仁各二錢　白龍骨煆　訶子肉半兩

赤石脂七錢半　枯白礬七錢半　肉荳蔻半兩

右爲末糊丸黍米大一周歲每服三五十丸三歲兒服百丸米飲下瀉甚者前木香散或異功散送下

竹葉石膏湯治痘瘡胸中煩熱小便赤澁口乾作渴兼有赤斑者亦宜服犀角散方見頂陷心煩

七味白术散即人參白术散方見後

六君子湯

四君子湯

十一味木香散

十二味異功散 四方見痘灰白色

托裡散 方見痘癰

五味異功散 方見寒戰咬牙

前胡枳殼散 方見涕唾稠黏

．痘瘡發熱屬陰屬陽之異 五

陳文宿先生云：痘瘡之症，有陽盛陰虛，有陰盛陽虛。陽盛者飲冰雪而不知寒，陰盛者飲沸湯而不知熱。陽盛則補陰，用木香散加丁香、官桂；陰盛則補陽，用異功散加木香、當歸。竊謂經云：大寒而甚，熱之不熱，是無火也，當益火之源，以消陰翳；大熱而甚，寒之不寒，是無水也，當壯水之主，以鎮陽光。若前症發熱作渴手足並冷大便自利喜飲熱湯此陰盛也宜用十二味異功散八味丸若發熱作渴大便秘結手足並熱喜飲冷水此陽盛也宜用四順散六味丸若煩熱作渴面赤睛白此爲腎經虚熱宜用地黄丸之類治之及時亦有生者京師小兒出痘或作渴喜飲冷水者恣與飲之再不服藥如期而愈亦無痘毒之患蓋北方人臥火炕飲燒酒有熱與水相搆而然也小兒面色目睛多白者乃稟腎氣虚也出痘必作渴用地黄丸煎與恣飲多有生者

一小兒痘寒戰咬牙瀉渴腹脹手足並冷時當仲夏飲沸湯而不知熱此脾胃虚寒之極也先用十二味異功散一劑頓安又用六君附子一劑後用五味異功散而愈

一男子出痘色紫作渴飲水腰痛足熱耳聾此稟腎氣不足用

加減八味丸料煎與恣飲熱渴頓止佐以補中益氣湯加五味子麥門冬滋其化源而愈

一小兒十四歲出痘色黯兩足及腰熱痛便秘咽乾口渴引飲先君謂稟腎不足用加減八味丸料作大劑煎與恣飲至二斤諸症悉退又佐以益氣湯及八珍湯各十餘劑而痊

一小兒痘瘡發熱作渴腹脹寒戰咬牙飲冰雪而不知寒悉似火症但兩足並冷此陽氣虛寒也先用十二味異功散一劑隨用五味異功散加薑桂漸愈乃去桂又二劑而痊

六味地黃丸治腎虛發熱作渴等症

熟地黃八兩杵膏　乾山藥　山茱萸肉各四兩

澤瀉　白茯苓　牡丹皮各三兩

右各為末入地黃膏量加米糊丸如小豆大煎服尤好

七味白术散一名人參白术散　治胃氣虛弱或因尅伐或因吐瀉口乾作渴飲食少思如飲冷者去木香

藿香　白术　木香　白茯苓　甘草炒

人參　乾葛　右每服五錢水煎徐徐服

八珍湯

十一味木香散

十二味異功散三方見痘灰白色

補中益氣湯

五味異功散二方見寒戰咬牙

加減八味丸即六味地黃丸加五味子肉桂

清涼飲方見大便不通

痘瘡大便不通之症　六

陳文宿先生云痘疹四五日不大便以肥猪膘白水煮熟切豆大五七塊與食之滋潤臟腑瘡痂易落切不可妄投宣利之藥恐真氣內虛瘡毒入裡如六七日身壯熱不大便其脉緊盛血三味消毒飲微利之竊謂前症若毒在肌肉而未能盡發脉浮而緊者最宜此藥疎解其毒若脉沉而緊者宜用前胡枳殼散疎通毒氣以絶其源若口舌咽喉腫痛瘡毒甚也用射干鼠粘子湯若大便既通作渴飲湯脾胃氣虛也用人參白术散凡燥糞在直腸不能下者宜用猪膽汁導之忌用疎利之劑恐復傷胃氣則瘡未出者不能發出已出者不能貫膿大抵分辨虛實當以手足冷熱或飲水飲湯驗之

一小兒大便不通痘赤作痛發熱口渴手足並熱此餘毒內作用前胡枳殼散一劑大便隨通諸症頓退又與六味活血散而

愈

一小兒痘瘡發熱作渴焮赤脹痛大便秘結此熱毒在內先用清涼飲一劑諸症稍退又用鼠粘子湯一劑諸症全退再用紫草快斑湯而貫膿更用消毒飲而痘靨

一小兒痘赤狂喘大便不利此胃經有熱先君治以犀角地黃湯芹菜汁而痊

四順清涼飲　治積熱煩赤作渴四肢驚掣大便秘澁

赤芍藥　當歸　甘草　大黃各等分

右每服一錢水煎

按清涼飲乃苦甘疏瀉內熱之劑若熱毒在內大便不通表無他症宜用之連翹飲乃苦寒發表內疏之劑若表裡實熱煩渴飲冷大便不通小便秘結者宜用之不可過劑恐妄發

則成癰爛妄下則成虛脫也

消毒飲

荊芥二錢 防風 牛蒡子各一錢五分 甘草一錢

右水煎量服之

射干鼠粘子湯方見痘咽痛

三味消毒散

人參白术散二方見靨發熱

前胡枳殼散方見涕唾稠粘

六味活血散方見痘癰

紫草快癍湯

清涼飲

消毒飲三方見大便不通

犀角地黃湯方見頂陷必須

欲靨不靨欲落不落之症 七

陳文宿先生云痘瘡自始出至十三日當忌外人恐有卒暴風寒穢惡或狐臭之氣觸之父母仍忌房事若痘欲靨不靨其痂欲落不落若腹脹煩渴忌食水蜜生冷之物若食之轉渴而死急與木香散救之如身熱煩渴者宜服人參麥門冬散身熱大渴人參白术散如不愈仍服木香散竊謂前症乃脾胃氣虛津液不足所致非實熱爲患也如身熱煩躁手足發熱脾胃有熱也用人參麥門冬散身熱作渴手足微冷者脾胃氣虛也用人參白术散腹脹泄瀉或寒戰咬牙脾胃虛寒也用十一味木香散泄瀉氣促手足並冷脾氣脫陷也用十二味異功散凡有諸痂作靨皆由元氣充實而內融也若審見虛弱便與滋補[illegible]

無虧可保終吉若見不靨而投補劑恐不及而誤矣

一小兒十二歲出痘不靨腹脹泄瀉不食手足並冷先君謂脾氣虛寒用十一味木香散一劑諸症頓愈再劑不時索食但惡寒此脾氣猶虛也用五味異功散加木香及六君子湯而諸症愈又用參芪內托散而痂落

一男子三十歲遍身發熱作痛有赤顆旬餘始知爲痘用參芪四聖散托裡散各四劑欲靨不靨用十全大補湯數劑而痂脫

一妊婦出痘月餘欲靨不靨面赤晡熱此肝脾血虛而有熱也先用加味逍遙散熱退又用八珍牡丹皮而熱止但氣血皆虛用十全大補湯而痂脫

一小兒出痘貫膿不靨症如實熱余謂血氣虛甚之假熱也用十全大補湯數劑漸愈忽又惡寒余又曰此邪氣退而真氣遂

見虛象也仍用前藥內參芪各五錢數劑而愈

十全大補湯治稟賦不足寒熱自汗食少體瘦發熱作渴頭痛眩運 方見氣促

逍遙散 即加味逍遙散去牡丹皮山梔 治乳母肝脾有熱致痘瘡欲靨不靨欲落不落

·當歸 甘草炙 芍藥酒炒 茯苓 白朮炒

柴胡 各一錢 右水煎母子同服

十一味木香散

十二味異功散 二方見痘灰白色

六君子湯 方見痘灰白色

五味異功散 方見寒戰咬牙

人參麥門冬散

人參白术散方見腦發熱

參芪托裡散

托裡散二方見痘癰

涕唾稠粘大便堅實之症八

陳文宿先生云瘡痘涕唾稠粘身熱鼻乾大便如常小便黃赤用人參清膈散如痰實壯熱胸中煩悶大便堅實臥則喘急用前胡枳殼散竊謂前症若肺胃實熱氣鬱痰滯或大便秘結小便赤澁煩渴飲冷宜用人參清膈散表散外邪疏通內熱使邪不壅滯若毒蘊臟腑大便秘結用前胡枳殼散疏導其裡調和榮衛使邪自解散若痰嗽涕唾鼻塞不利宜用惺惺散或參蘇飲發散外邪庶元氣不傷痘瘡輕而易愈

一小兒痘瘡涕唾稠粘鼻塞不利此風邪所傷肺用參蘇飲一

劑稍愈又用惺惺散而痊
一小兒痘赤壯熱痰甚煩躁飲冷此脾肺實熱用人參清膈散頓退又用芹菜汁而靨
一小兒痘瘡作渴飲冷痰涎不利此上焦熱毒所致先君用人參清膈散犀角地黃湯各一劑熱退痰清又用四聖散而痘起漿貫用參芪四聖散漿回痂脫
一小兒溺唾稠粘大便黑屎此胃經熱毒先君用聖濟犀角地黃湯芹菜汁而痊
一小兒痘愈後溺唾口乾飲湯腹脹此胃氣虛熱而津液不足也先用人參白术散二劑後用五味異功散而愈又用參芪四聖散參芪內托散而痊
一小兒涕唾稠粘痰喘作渴大便不利此熱毒蘊於內用前胡

枳殼散一劑諸症頓退又用濟生犀角地黄湯二劑而愈

前胡枳殼散治溺唾稠涎痰實壯熱胸中煩悶大便堅實臥則喘急

前胡　枳殼麩炒　赤茯苓　大黄炒　甘草炙各等分

右每服三錢水煎如身温脉微并瀉者不可服

按前方若肺實胃熱氣鬱痰滯大便秘結小便赤澁煩渴飲冷脉數宜用此方以表散外邪疎通内臟使邪氣不壅滯也痘瘡輕而易愈

紫草四聖散治痘瘡出遲倒靨或小便赤澁發熱

紫草　木通　甘草炒　黄芪炒各等分

右每服二三錢水煎服加款冬花桔梗等分名仙聖散

參蘇飲治時氣傷風發熱惡寒咳嗽未明痘疹疑似之間此藥

甚爲穩當

前胡　人參　紫蘇葉　乾葛　半夏

茯苓各三分　枳殼　陳皮　甘草炙　桔梗各二分

右水煎服

人參白术散治胃氣虛弱渴唾稠涎或因尅伐吐瀉口乾作渴

飲食少思方見脾陰陽部七味白术散

五味異功散方見寒戰咬牙

人參清膈散即十六味清膈散

犀角地黄湯二方見頂陷心煩

四聖散方見發熱屬陰屬陽

參芪四聖散

參芪内托散二方見腹脹氣促

惺惺散方見癍症

頂陷灰白瀉渴之症九

陳文宿先生云痘瘡出二三日始出如粟米狀或菉豆大似水珠光澤明淨根窠紅者不須服藥若四五日大小不等根窠光澤明淨者亦不須服藥如陷頂灰白瀉渴者服木香散用溪先生云痘瘡灰白色靜者怯者作寒看燥者勇者燄發者作熱看若初出之時色白者便須大補氣血參芪芎歸朮芍甘草升麻木香丁香瀉者加訶子肉荳蔻若白色將靨如豆殼者蓋因初起飲水過多其靨不齊俗呼倒靨不妨但服實表之劑自愈如夫鬱於裏大小便秘者隨通利之竊謂前症不起發不紅活者此因脾肺氣虛用參芪四聖散頂陷灰白瀉渴者脾肺虛寒用木香散異功散若灰白色或痒而膿不貫用紫草四君木香色

赤或痒而膿不貫用紫草木通湯貫而膿清稀用參芪內托散不應加附子緩則不救已出危症如出增痘多有生者

一小兒色淡白痒塌此脾肺氣虛血弱也用紫草快癍湯參朮各三錢二劑稍應又二劑紅活起發又用托裡散參朮各三錢貫膿而愈

一小兒九歲痘色白手足冷此脾胃虛弱用六君子湯加木香當歸紫草四劑又用參芪四聖散加參芪各三錢而靨至十七日發熱煩渴脉洪大而虛用八珍湯而愈

一小兒十六歲痘色白脉虛浮按之甚微而短形氣倦怠飲食少思此血氣虛弱用紫草木香散內人參五錢十劑色微赤又用獨參湯而貫乃用十全大補湯補中益氣湯共用參二斤餘而靨隨入科舉畢發熱痕痒淡赤昏倦不食急灌以獨參湯而

甦又用斤餘却用十全大補湯補中益氣湯而安

一小兒痘瘡七日變灰白色手足並冷腹痛瀉渴先君謂陽氣虛寒用十二味異功散不信已而飲沸湯不知熱始投前藥二劑陽氣頓復却用獨參湯參芪四聖散而愈

一小兒十五歲因科舉勞傷元氣出痘色白貫膿不勝眼閉昏憒飲食與之則食手指輕捏不冷重按良久則冷其脉輕診而浮重按如無不及兩寸此陽氣虛弱而無邪耳用人參一兩乾薑一錢棗十枚二日進四劑結靨眼開又二劑其眼常開呻吟不絕再劑却佐以補中益氣湯二十一日始言但氣短云遍身痛如錐索食月餘而靨始末悉用前二湯更無他餌

一孕婦發熱墜胎昏憒遍身見痘灰白色飲食藥餌到口即作嘔惟灌熱湯則飲之乃擇壯年婦乳灌之不輟日灌數碗旬餘

省索食云胸腹脹滿此脾氣虛而乳食壅滯令細呷濃茶半鍾胸滿即寬因十餘日而靨後因勞心發熱如炙用四君參芪炮薑而痊

一男子年三十發熱頭痛四肢拘急服解表之藥熱益甚遍身紅點漸成膿窠已灰白此痘瘡因氣虛耳用參芪四聖散托裡散色赤膿貫而靨

一小兒第十日不紅活漿不滿先君謂氣血虛弱用參芪托裡散數劑出贈痘紅活起發又用十全大補湯而愈

十一味木香散

木香　大腹皮　人參　桂心　赤茯苓

青皮　前胡　訶黎勒去核　半夏　丁香

甘草炙各三錢　右每服三錢生薑三片水煎量大小服

十二味異功散

木香　官桂各三錢去粗皮　當歸三錢半　人參

茯苓　陳皮　厚朴　白术各二錢　半夏

丁香　肉豆蔻二錢半　附子一錢炮去皮

右每服三五錢薑五片棗三枚水煎量大小服此藥家傳五世累經効驗

愚嘗治癰疽陰症凡癰疽陽氣脫陷與寒氣逼陽於外者發熱煩躁口乾作渴投以薑桂附子之類津液頓生煩熱頓退其應如響人但不習而察之耳

八珍湯治瘡瘍氣血俱虛者此方主之若因脾氣虛弱而不能生血者宜用異功散

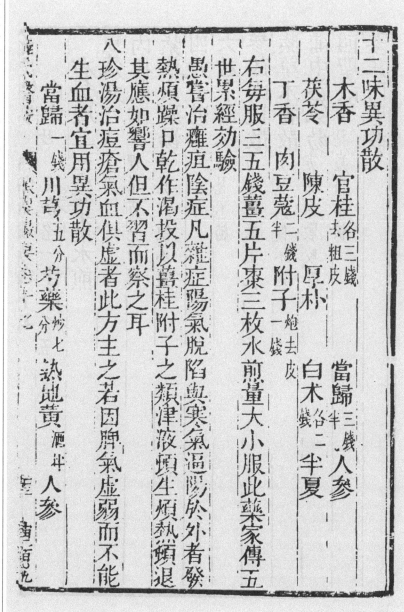

當歸一錢　川芎五分　芍藥炒七分　熟地黃酒拌　人參

白术炒　茯苓各一錢　甘草炙五分

右每服二三錢，薑棗水煎。

豆蔻丸方見咬牙

內托散即托裡散，方見痘癰

紫草快斑湯方見大便不通

四君子湯

六君子湯二方見不靨

參芪內托散方見腹脹氣促

紫草木香散方見大便不通

補中益氣湯方見寒戰咬牙

四聖散方見痘出不快

參芪四聖散

十全大補湯

獨參湯 三方見腹脹氣促

紫草木通湯 方見痘出遲

寒戰咬牙飲水瀉渴之症 十

陳文宿先生云痘瘡六日至七日肥滿紅活光澤八日至九日肥滿蒼蠟色者皆不須服藥如身溫氣促口乾肚脹足冷寒戰咬牙飲水瀉渴者急用木香散加官桂丁香服之如不愈服異功散蓋咬牙者齒槁也竊謂前症若手足並冷渴飲熱湯大便泄瀉者陽氣虛寒也宜熱補之手足不冷大便不利渴飲溫湯者脾氣虛熱也宜調補之手足不熱大便不利渴飲熱湯者脾胃虛弱也宜溫補之治者審焉

一小兒出痘寒戰咬牙四肢倦縮大便自利手足並冷喜飲熱

湯此陽氣虛寒也用十二味異功散末二錢諸症頓退又用人參白术散參芪四聖散而靨

一小兒十四歲面色忽赤忽黑出痘寒戰咬牙作渴煩熱喜飲熱湯此陽氣虛寒也用十全大補湯數煩渴頓止乃以八珍倍加參芪至膿貫又作渴面赤此膿成而血氣虛也用當歸補血湯八珍湯而靨至月餘面赤煩渴或時昏憒痘痕如赭或時作痒脉洪大按之如無此血脱也用大劑當歸補血湯而安

一小兒痘瘡寒戰咬牙內熱作渴形氣倦怠雖起發而欠紅活此陽氣虛弱也用參芪四聖散而結痂忽作瀉發熱此脾氣虛也用人參白术散參芪內托散而靨

一小兒痘瘡咬牙面黄飲湯此陽氣虛弱也用五味異功散加木香而愈後仍咬牙面赤作渴至夜爲甚此脾腎陰虛也用地

黄丸大補湯而愈

一小兒膿不貫兼寒戰咬牙腹脹屬脾胃虛弱用四君肉桂歸芪肉豆蔻又用參芪四聖散而痊後用托裡散四君子湯而靨

一小兒痒塌寒戰咬牙喜飲温湯手足不熱屬陽氣虛弱也用參芪四聖散諸症已退用參芪托裡散其漿漸貫用十全大補湯其痂頓靨

一小兒十四歲痘將愈忽寒戰手足並冷脉微細而不及兩寸乃脾氣虛熱用五味異功散獨參湯十全大補湯而愈

一婦人愈後寒戰脉浮大按之微細此血氣虛也用十全大補湯三十餘劑而愈後因勞寒熱往來寒時手足如冰熱時手足如炎脉浮大重按則細此陽氣虛甚也朝用補中益氣湯加桂附各一錢夕用八味丸料倍加桂附各五十餘劑而安

一小兒咬牙作渴面色忽白忽赤脉洪數按之無力左關尺為其此屬腎虛也用地黃丸補中益氣湯尋愈後因驚面青目赤呵欠咬牙手尋衣領此肝經虛熱用加減八味丸料煎與恣飲頓安又用補中益氣湯而痊

一小兒咬牙作渴飲冷大便微秘寒戰痘赤多在身側此屬膽經虛熱也用小柴胡湯柴胡麥門散各一劑又用加味四物湯而痊

當歸補血湯治痘瘡血氣虧損或妄服峻劑到血氣俱虛肌熱大渴喜飲目赤面紅晝夜不息其脉洪大而虛重按全無其症似宜服白虎湯但脉不長實為可驗耳若服白虎湯必死

黃芪炙一兩　當歸二兩　右水煎徐徐服

補中益氣湯

人參　黄芪炒　白术　甘草　當歸

陳皮各一錢　柴胡　升麻各二分

右薑棗水煎徐徐服

五味異功散

人參　茯苓　白术炒　甘草　陳皮

右每服二三錢薑棗水煎爲末調服亦可

加減八味丸即六味丸加五味子四兩肉桂一兩　治腎經陰虛虛火上炎作渴咬牙或口舌生瘡或痰涎湧盛

六味地黄丸加肉桂附子各一兩名八味丸二方見發熱屬陰屬陽

獨參湯方見腹脹氣促

小柴胡湯方見癍症

十一味木香散

十二味異功散二方見痘灰白色

十全大補湯方見腹脹氣促

八珍湯

柴胡麥門冬散二方見頂陷灰白

參芪四聖散方見頂陷心煩

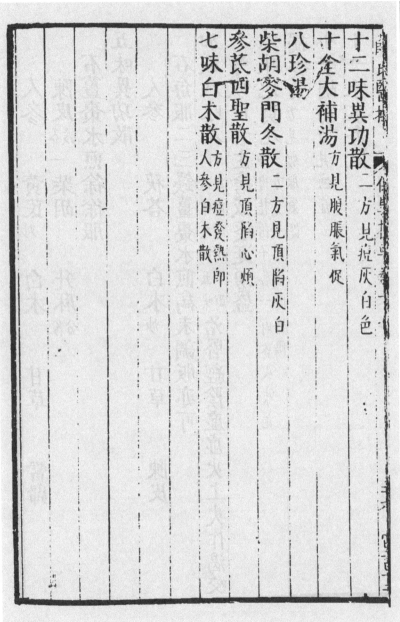

七味白术散方見痘發熱門人參白木散